Ramón Garcia-Herrera

Sistema Nervioso

Ramón Garcia-Herrera

Sistema Nervioso

Sistema de regulación nerviosa de las funciones orgánicas

Editorial Académica Española

Imprint

Any brand names and product names mentioned in this book are subject to trademark, brand or patent protection and are trademarks or registered trademarks of their respective holders. The use of brand names, product names, common names, trade names, product descriptions etc. even without a particular marking in this work is in no way to be construed to mean that such names may be regarded as unrestricted in respect of trademark and brand protection legislation and could thus be used by anyone.

Cover image: www.ingimage.com

Publisher:
Editorial Académica Española
is a trademark of
Dodo Books Indian Ocean Ltd. and OmniScriptum S.R.L publishing group

120 High Road, East Finchley, London, N2 9ED, United Kingdom
Str. Armeneasca 28/1, office 1, Chisinau MD-2012, Republic of Moldova, Europe
Printed at: see last page
ISBN: 978-613-9-00671-7

Copyright © Ramón Garcia-Herrera
Copyright © 2024 Dodo Books Indian Ocean Ltd. and OmniScriptum S.R.L publishing group

Sistema Nervioso

Sistema de regulación nerviosa de las funciones orgánicas

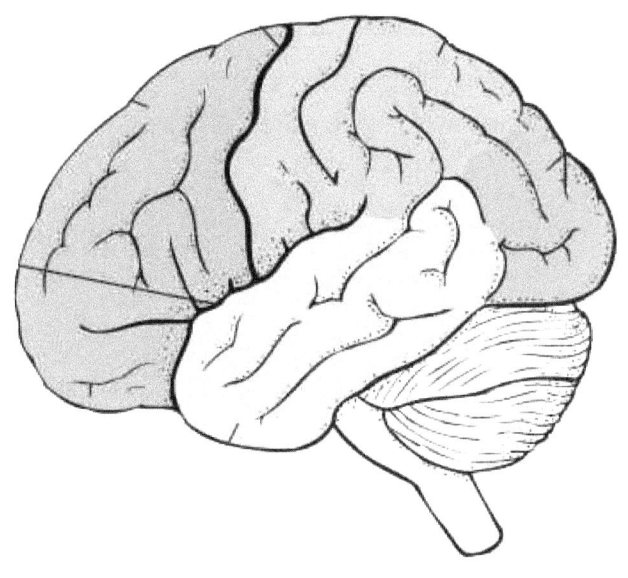

Dr. C. Ramón García Herrera

PRÓLOGO

La Fisiología es una ciencia de un alto nivel teórico y práctico y con alto grado de complejidad y, más aún, en el caso particular de la Fisiología Animal de los Animales Domésticos, pues se debe hacer un estudio comparativo de las diversas especies dentro de los mismos, dadas las diferencias en su estructura orgánica y las funciones de las mismas.

Para todos los especialistas de las ramas biológicas-médicas es vital el conocimiento de esta ciencia, solo citemos una referencia al respecto de un eminente científico del siglo pasado:

" La Medicina no es ninguna Ciencia sin el principio y
fin de la   Fisiología "   J. Müller, 1824

Para el estudiante de Medicina Veterinaria es, por tanto, una necesidad el conocimiento más completo posible de la Fisiología.

Los textos de Fisiología publicados son extensos y la mayoría rebasa los requisitos del programa de la asignatura del Plan de Estudio de esta carrera o no se ajustan al mismo, por lo que decidimos elaborar uno que se ajuste a los objetivos del mismo. No obstante lo anterior, debemos siempre aconsejar al estudiante, la necesidad de ampliar cada día más al nivel de sus conocimientos, lo que es inobjetable.

Existen en el organismo tres principales sistemas de regulación de las funciones orgánicas con la finalidad del mantenimiento de la homeostasis, siendo el Sistema Nervioso uno de ellos. En su estudio es inevitable y totalmente necesario relacionarlo con los dos restantes Sistemas de Regulación de las Funciones orgánicas, los Sistemas Endocrino y Reproductor, encargados todos del control para el logro de la homeostasis. Esto lógicamente complejiza su estudio, a la vez que lo hace más interesante.

Esta obra es el producto de lo sugerido por mis colegas, y sobre todo por los estudiantes de la carrera de Medicina Veterinaria, de publicar un libro ajustado al programa de la asignatura en la carrera, con el propósito de ayudarlos en el estudio, por lo que considero que los mismos se sentirán complacidos.

Para lograrlo hemos realizado una amplia revisión de lo publicado sobre el tema, en particular libros, para incluir lo que hemos seleccionado de ellos en el nuestro.

Modestamente considero que el mismo servirá no solo a los estudiantes de pre y posgrado de la carrera de Medicina Veterinaria, sino también a los de Licenciatura en Biología, en Farmacia, Ingeniería Agronómica y Biomédica y todas aquellas carreras relacionadas con la Biología Animal.

El autor

Capítulo	Contenidos	Página
1	Generalidades	7
	Importancia del Sistema Nervioso	8
	Niveles de organización del Sistema Nervioso	9
	Unidad estructural y funcional del sistema nervioso	14
	Propiedades generales de las neuronas	19
	Bosquejo de la constitución química del Sistema Nervioso	20
	Aspectos fisiológicos del nervio	22
	La sinapsis. Su función	25
	Los Receptores. Su función	33
2	El nivel medular de integración nerviosa	45
	Conducción de la sensibilidad y la motricidad. Sus tipos	48
	Actividad refleja de la médula espinal	56
	Los reflejos incondicionados	57
3	El nivel encefálico bajo de integración nerviosa	82
	Funciones motoras del tallo cerebral	82

	Sensaciones vestibulares y mantenimiento del equilibrio: el aparato vestibular	86
	Los tubérculos cuadrigéminos	98
	Funciones de los ganglios basales	99
	Función del cerebelo	109
4	El nivel encefálico alto o cortical de integración nerviosa	121
	Corteza cerebral	121
	Corteza motora o área motora	127
	Corteza sensitiva. Áreas somestésica	131
5	El Hipotálamo y el Sistema Nervioso Vegetativo	137
	Funciones neurovegetativas del hipotálamo	137
	El Sistema Nervioso Vegetativo	140
	Papeles fisiológicos del Sistema Nervioso Vegetativo	147
	Función de la médula adrenal en la actividad del simpático	151
	Tonos simpático y parasimpático	152

Características difusas de los reflejos simpáticos y características discretas de los reflejos parasimpáticos	154
Función de alarma o estrés del sistema nervioso simpático	155
Los reflejos condicionados y el ciclo vigilia sueño	158
Reflejos condicionados e incondicionados. Sus conceptos. Criterios de Pavlov sobre los reflejos	158
Particularidades de los reflejos condicionados	163
La corteza cerebral y los reflejos condicionados	170
Significación do los reflejos condicionados	172
Ciclo Vigilia–Sueño	172
Estructuras del Sistema Nervioso relacionadas con el ciclo vigilia-sueño	175
Teorías que sustentan el ciclo vigilia-sueño	177
Importancia del ciclo vigilia-sueño	185
Bibliografía consultada	190

Capítulo 1 Sistema Nervioso Central

Generalidades

Uno de los tres tipos de regulación de las funciones corporales es la regulación de tipo nerviosa, importante en el reino animal, ya que a diferencia de las plantas que reciben directamente del medio todos los nutrientes necesarios para vivir, los animales para conservar la vida tienen la necesidad de buscar el alimento, teniendo por lo tanto que encontrarse, inevitablemente, con las condiciones más variadas en el medio exterior, lo que determinaría mecanismos de regulación más complejos y perfectos.

Todos los animales, sea cual sea el lugar que ocupe en la escala zoológica, están dotados de la facultad de sentir, moverse y mantenerse. A la sensibilidad, motilidad y motricidad, se añade en los vertebrados superiores todo un conjunto de facultades que los diferencian de las especies menos desarrolladas, al conjunto de órganos destinados a estas variedades funcionales que logran el equilibrio entre el organismo y el medio ambiente, es lo que constituye el Sistema Nervioso, designándose como Neurología a la parte de la Anatomía que se ocupa de su estudio estructural descriptivo y Neurofisiología al estudio de sus funciones.

El Sistema nervioso es único en la gran complejidad de reacciones de control que puede llevar a cabo. Puede recibir miles de informaciones procedentes de los diferentes órganos del cuerpo.

El sistema nervioso sirve para la necesaria coordinación de las funciones de los diversos tejidos del organismo animal y garantiza su adaptabilidad a las variables condiciones ambientales.

Con el desarrollo, cada vez más acentuado del sistema nervioso y con la formación de órganos extracentrales se incrementa también, en gran medida, la capacidad de almacenamiento de información, de tal forma que la experiencia acumulada en la reacciones del organismo animal ante los estímulos ambientales, junto con los actos intuitivos, ganan significación continuamente.

El mayor desarrollo de la memoria se encuentra en los primates. En el hombre es posible el almacenamiento de información, en el Sistema Nervioso Central (SNC) a lo largo de muchos decenios, es decir larga conservación de los recuerdos.

Debido a la constitución del Sistema Nervioso, el mismo funciona como un mecanismo homeostático que regula las funciones rápidas del organismo, tales como las contracciones musculares, la funcionalidad del sistema cardiovascular, la motilidad gastrointestinal, la reproducción, etc. Por estas funciones el Sistema Nervioso actúa de forma voluntaria o involuntaria.

Importancia del Sistema Nervioso en la vida de relación animal
El Sistema Nervioso es un sistema complejo, mediante el cual el

organismo se pone en relación con el medio, además coordina las funciones de las diversas partes de la economía animal. Por este sistema se coordinan las reacciones del organismo, dándose respuesta concreta a cada estímulo que se recibe del exterior e interior del organismo. De forma análoga, en este sistema se establecen los reflejos, los que en su mayoría son reacciones de defensa del organismo contra los agentes agresivos del medio.

También a través del sistema nervioso se lleva a cabo el control de la funcionalidad de las vísceras, las cuales responden a estímulos provenientes del Sistema Nervioso Vegetativo, importante división del mismo.

Radican en este sistema los centros de los órganos de los sentidos, es decir para los estímulos visuales, olfatorios, gustativos, táctiles, auditivos, los que se procesan enviándose las respuestas apropiadas para cada ocasión.

Niveles de organización del Sistema Nervioso

El sistema nervioso ha heredado características específicas de cada etapa de la evolución. De esta herencia quedan tres niveles específicos con especial significación funcional:

a) Nivel medular

La médula espinal de los vertebrados superiores conserva todavía muchas funciones del animal multisegmentario. Las señales son transmitidas por los nerviosos raquídeos penetrando en cada segmento de la médula espinal, estas señales pueden causar respuestas motoras localizadas en el segmento del cuerpo del cual se recibió la información sensorial o en segmentos vecinos. Esencialmente todas las respuestas motoras localizadas en la médula son automáticas y ocurren casi instantáneamente en respuesta a la señal sensorial. Además, ocurren en tipos específicos de respuestas denominadas reflejos.

En la Figura 1 se ilustra el reflejo medular más simple, el reflejo de tracción o estiramiento muscular.

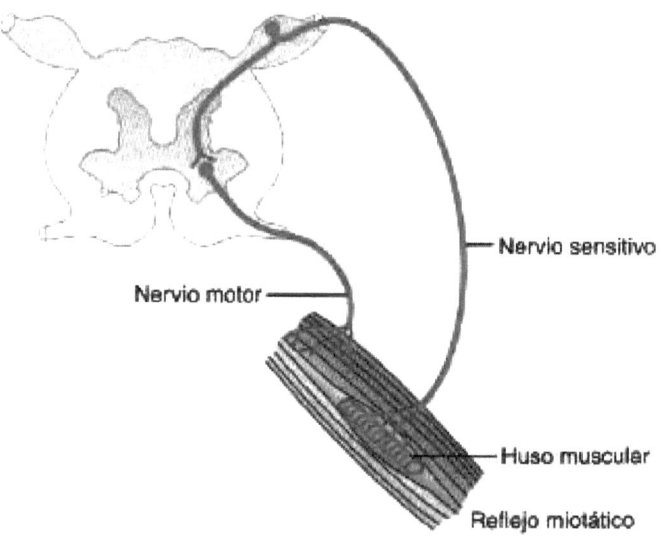

Figura 1 El reflejo de tracción, estiramiento o miotático (según Guyton, A.C.)

La contracción muscular se opone al estiramiento original del músculo. Así pues este reflejo actúa como un mecanismo de retroalimentación para evitar cambios bruscos de la longitud del músculo, permitiendo que las extremidades y otras partes del cuerpo se conserven en posiciones deseadas a pesar de fuerzas externas bruscas que tienden a desplazarlas.

En la Figura 2 se indica el control nervioso del reflejo de retracción. Es un reflejo protector, que aleja cualquier parte del cuerpo de un objeto que le está causando dolor.

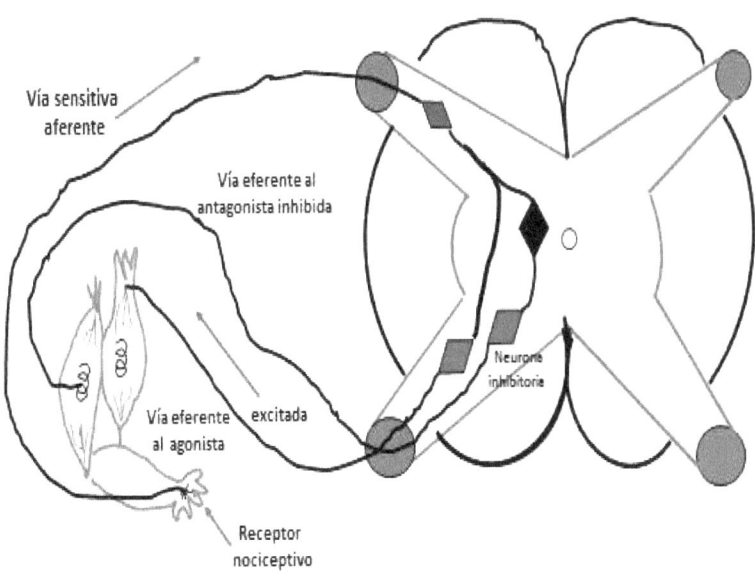

Figura 2 Reflejo flexor, nociceptico o de retracción

Ej.: si una mano se coloca encima de un objeto cortante, las señales dolorosas son transmitidas a la sustancia gris de la médula y, después de la selección adecuada de la información por la sinapsis, estas señales son desviadas hacia las motoneuronas adecuadas para provocar flexiones del músculo bíceps. Esto eleva la mano separándola del objeto cortante.

Funciones medulares después de la extirpación del encéfalo
Existen muchos reflejos en las actividades diarias y de todo momento que están controlados localmente por los respectivos niveles de la médula espinal, el cerebro solo interviene modificando estos controles locales. Por ello al extirpar el encéfalo, se mantienen los reflejos medulares, lo que indica que sus centros primarios están en la médula. Entre ellos están: un animal espinal sostenido en una hamaca de manera que sus patas cuelguen, muchas veces origina movimientos de marcha o galope; el reflejo de vaciamiento de la vejiga urinaria o el recto, etc.

b) Nivel encefálico bajo
La mayor parte de lo que llamamos actividad del subconsciente está controlado por las zonas inferiores del encéfalo: bulbo, protuberancia, mesencéfalo, hipotálamo, tálamo y ganglios básales.

En el subconsciente se controlan reflejos tales como los de la presión arterial, la respiración, el control del equilibrio, los movimientos coordinados para girar la cabeza, todo el cuerpo y los ojos, los reflejos de la alimentación y muchas expresiones emocionales como el miedo, la excitación, las actividades sexuales, reacciones de dolor o de placer aparecen en animales que no tienen corteza cerebral. Es decir, las funciones subconscientes, pero coordinadas del cuerpo como muchos de los procesos vitales (presión arterial, respiración, etc.) están controladas por las regiones inferiores del encéfalo, las que generalmente operan por debajo del nivel consciente.

c) Nivel encefálico alto o cortical

La corteza constituye una zona amplia de almacenamiento de información. Las 3/4 partes aproximadamente, de todos los cuerpos celulares neuronales del sistema nervioso se hallan localizados en la corteza cerebral, es aquí donde se almacenan la mayor parte de las experiencias pasadas, y aquí se conservan muchos de los tipos de respuestas motoras, información de la que puede disponerse a voluntad para controlar las funciones motoras del cuerpo.

La corteza cerebral en realidad es una protrusión de las regiones más bajas del cerebro, en particular el tálamo. Para cada parte de la corteza cerebral hay una parte correspondiente y conectora del tálamo; la activación de una pequeña porción del tálamo activa la porción correspondiente, mucho mayor de la corteza cerebral. Se supone que en esta forma el tálamo puede requerir a voluntad las actividades corticales. La activación de regiones mesencefálicas también trasmite señales difusas a la corteza a través del tálamo, este proceso es el que se denomina vigilia. Por otra parte, cuando estas zonas del mesencéfalo se hacen inactivas, las regiones talámicas y corticales también están inactivas, lo cual constituye el proceso llamado sueño.

Algunas áreas de la corteza cerebral no están directamente relacionadas con zonas sensoriales o motoras del sistema nervioso, ej.: el lóbulo prefrontal y grandes partes del lóbulo temporal y parietal, son zonas que quedan reservadas para los procesos más abstractos del pensamiento, aunque presentan conexiones nerviosas directas con los núcleos profundos del encéfalo. Grandes zonas de la corteza pueden extirparse sin afectar las actividades subconscientes o muchas de las conscientes involuntarias del cuerpo. Así la destrucción de la corteza somestésica no suprime la capacidad de percibirlos objetos que tocan la piel, pero suprime la de distinguir la forma de los objetos, su carácter y los puntos precisos de la piel tocados por dichos objetos. Tenemos así, que la corteza no es necesaria para la percepción de las sensaciones, pero multiplica intensamente su significado.

<u>Unidad estructural y funcional del sistema nervioso</u>
La neurona es la unidad estructural, genética, trófica y funcional del sistema nervioso. Ella es la célula nerviosa con todas sus

prolongaciones. Figura 3

El soma o pericario por lo general es de talla variable, unas 6-70 μ con un diámetro entre 20-100 μ y con prolongaciones. Su núcleo es grande y redondeado, albergando a su vez un núcleo visible.

El número de prolongaciones es variable, siendo una de ellas, en general, larga, fina y provista de gránulos de Nissl, es el cilindroeje o axón. Los demás apéndices, las dendritas o prolongaciones citoplasmática, son prolongaciones cortas, gruesas, ramificadas y con estructura similar al citoplasma.

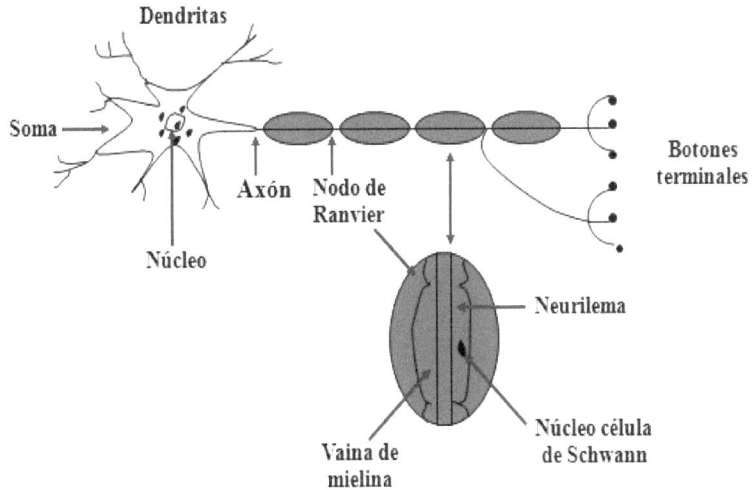

Figura 3 Esquematización de la neurona

Los axones suelen ramificarse a su final en telodendrías y en ocasiones presentan colaterales, los paraxones, que a su vez se resuelven en telodendrías. El axón se estrecha gradualmente antes de envolverse con mielina a 50-100 µ del cuerpo neuronal. La parte sin mielina es llamada segmento inicial.

Todas las fibras del sistema nervioso periférico están recubiertas de una fina vaina protoplasmática denominada neurilema o vaina de Schwann. En algunas fibras nerviosas, la vaina de mielina situada entre la fibra y el neurilema tiene cierto espesor, por lo tanto reciben el nombre de fibras mielínicas, mientras que otras, las amielínicas, están revestidas de muy poca mielina. Esta vaina de mielina no es continua, sino que está interrumpida por los nódulos de Ranvier.

La zona dendrítica de la neurona es la membrana receptora de la misma; el axón es la única prolongación citoplasmática alargada de la neurona y cuya función especializada es la de conducir impulsos desde la zona dendrítica. Ello es una terminología actual que permite ser aplicable a todos los tipos de neuronas, ya que las antiguas no son aplicables a las bipolares y otros tipos que se encuentran en el sistema nervioso.

El tejido nervioso está formado por neuronas y elementos neuróglicos. La neuroglía constituye el armazón conjuntivo del sistema nervioso central, y a su cargo corren importantes funciones de nutrición, metabólicos y de aislamiento recíprocos de las neuronas.

En contraste con las neuronas, las células neuróglicas conservan durante toda la vida su capacidad de reproducción. Al producirse la desintegración de las neuronas, el espacio ocupado por éstas se rellena por proliferación rápida de la neuroglía formándose la cicatriz neuroglial.

En la neuroglía se pueden diferenciar dos tipos celulares según el tamaño de las células gliales: la macroglía y la microglía (Figura 4).

Las células de la macroglía están representadas por los astrocitos protoplasmáticos con numerosas prolongaciones ramificadas, presentes en la sustancia gris del cerebro y la médula, y los astrocitos fibrosos, con largas prolongaciones no ramificadas (células en araña de la sustancia blanca del neuroeje), adheridas a los vasos por unos pies terminales constituyendo un trípode asociación que lo permiten actuar activamente en los fenómenos de nutrición y metabolismo a las células nerviosas.

En la macroglía se clasifican también las células epidendimarias que, como un seudoepitelio, tapizan la cavidad interna del Sistema Nervioso Central.

La microglía está constituida por la oligondendroglía y las células gliales de Hortega.

La oligodendroglía comprende células pequeñas que están íntimamente adosadas a las neuronas.

Las células de Hortega de contorno oval o triangular, con 2 o 3 prolongaciones ramificadas, protoplasma escaso y núcleo pequeño, cumplen misiones en la captación y almacenamiento de metabolitos gozan de capacidad ameboidea y fagocitaria, clasificándose como macrófagos (células limpiadoras del Sistema Nervioso Central). Algunos autores la incluyen en el sistema retículo-endotelial.

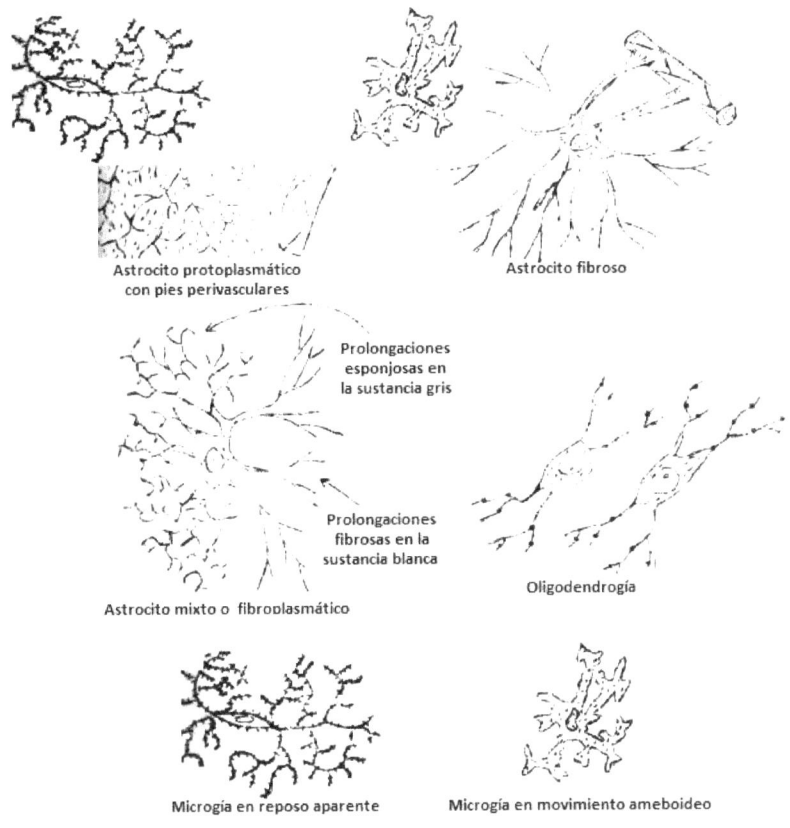

Figura 4 Células de la neuroglía

Propiedades generales de las neuronas

El tejido nervioso se halla estructuralmente especializado para la expresión máxima de dos propiedades características y fundamentales del protoplasma: irritabilidad y conductibilidad.

La irritabilidad es la propiedad básica del protoplasma que permite a una célula responder un estímulo, no es una respuesta sino una cualidad o capacidad. Si esa respuesta es cuantificable y específica, se dice que el tipo de célula que la presenta es excitable quedando entonces definida la excitabilidad como la capacidad de una célula de dar una respuesta medible ante un estímulo.

Sea cual sea el tipo de estímulo responsable la respuesta siempre es la misma, Ley del todo o del nada. La célula conduce la onda de excitación a lo largo de ella y de célula a célula también, ya que están especializadas para conducir impulsos a larga distancia, así como para trasmitirlos, propiedad conocida como conductibilidad de las células nerviosas. Esto es realizado por la dispersión electrotónica del potencial de acción y por los mediadores químicos a nivel de sinapsis.

A partir de estas propiedades es fácil comprender la función básica del tejido nervioso. Ante todo sirve como tejido receptor de estímulos originados fuera o dentro del organismo, conduciendo rápidamente y a veces a grandes distancias, los impulsos nerviosos hasta los músculos y glándulas para estimularlos: los que llegan a los músculos los hacen contraer, mientras que los que llegan a las glándulas las hacen secretar.

Breve bosquejo de la constitución química del Sistema Nervioso
El agua es el constituyente más abundante, siendo más pobres los nervios que el Sistema Nervioso Central, y en éste existe en más cantidad en la sustancia gris que en la blanca.

Entre los hidratos de carbono figura la glucosa, guardando proporción con el nivel glicémico. La cantidad de glucógeno es pequeña (0,03 g/100 en la corteza cerebral), por lo que requiere de un aporte continuo de glucosa, de aquí la sensibilidad del cerebro a la hipoglicemia. Además, el tejido nervioso contiene fosfatos de hexosa, galactosa combinada con glucolipidos, ribosa y desoxirribosa en los ácidos nucleicos e inosita.

El cerebro y la médula son particularmente ricos en fosfolípidos (lecitinas, cefalinas y esfingomielinas), colosterina, cerebrósidos, sulfolípidos, aminolípidos, etc.

Las proteínas ligadas en gran parte a lípidos constituyen del 6 al 8 % total del tejido, estando representadas por cantidades prácticamente iguales de proteínas simples y nucleoproteínas. La neuroqueratina es una proteína especial de la neuroglía. Además presenta otras sustancias nitrogenadas, aminoácidos libres, creatinina, creatina, glutamina, etc.

En las vitaminas figuran las del complejo B, el ácido ascórbico y otras.

Las sales inorgánicas solo se encuentran en las cenizas, formando el 1% de la sustancia nerviosa, las principales son los fosfatos y el cloruro potásico, además sodio, magnesio, calcio, cobre, hierro, etc.

Estas presentan también el ATP y los sistemas enzimáticos oxidativos. También la acetilcolina que juega su papel en la transmisión del impulso nervioso.

Aspectos fisiológicos del nervio

Los nervios no son más que la asociación extracentral de fibras nerviosas que llevan un mismo itinerario. Cada una de estas fibras nerviosas está formada por la prolongación (axón) de una célula nerviosa ubicada, ya sea en la médula espinal, en el encéfalo o en acumulaciones especiales de neuronas, es decirlos ganglios espinales y simpáticos. Constituyen los nervios la vía de enlace del órgano nervioso con las partes receptoras y efectoras, sin los cuales sería imposible toda función intencionada del organismo y contienen una serie de envolturas, un tejido de sostén y una sustancia conductora.

A lo largo del desarrollo evolutivo del sistema nervioso se produjo la aparición de fibras nerviosas mielinizadas o mielínicas, caracterizadas por su gran velocidad de conducción, lo que tiene gran importancia para la información precoz de los órganos nerviosos centrales y para la transmisión veloz de los impulsos nerviosos que constituyen la respuesta motora. Debido a esta cualidad, los impulsos procedentes de los diversos receptores de estímulos viajan por las fibras mielínicas a una velocidad de hasta 125 m/s (equivalente a 450 km/hora).

Anterior a este desarrollo, como en el caso de los animales inferiores, solo existían las fibras amielínicas, es decir fibras nerviosas que no poseen la cubierta de mielina o solo la poseen escasamente como una vaina rudimentaria; este tipo de fibra conducen los impulsos nerviosos más lentamente, con velocidad de solo 0,5 m/s. En los vertebrados superiores este tipo de fibras nerviosas se encuentran presentes en todas las fibras nerviosas neurovegetativas posganglionares y en más de la mitad de los nervios sensitivos.

Clasificación fisiológica de los nervios

Desde el punto de vista fisiológico, los nervios pueden agruparse en dos categorías, según los efectos a que dá lugar su excitación y el sentido en que ésta se propaga. En un primer grupo se incluyen los nervios centrífugos o eferentes, que conducen las excitaciones desde las partes centrales a las periféricas; en el otro figuran las fibras centrípetas o aferentes que transportan los estímulos en dirección opuesta, esto es de la periferia a los órganos centrales. También hay nervios mixtos con ambos tipos de fibras.

Los nervios centrífugos se dividen según el órgano en que terminan, la respuesta que originan y el sentido de esta respuesta. La mayoría de estas fibras terminan en los músculos (nervios motores) y en otros casos conducen estímulos a las glándulas (nervios secretorios). Estas fibras al ser excitadas pueden causaren el órgano terminal una reacción positiva (contracción muscular, por ejemplo), pero otras veces conducen un estímulo inhibidor (retardo del corazón por excitación del cabo periférico del vago, por ejemplo).

Los nervios sensoriales se clasifican con arreglo a las sensaciones que originan al ser estimulados, y así se describen nervios gustativos, olfatorios, etc. Otras veces se tiene en cuenta la naturaleza objetiva de la respuesta y así se clasifican, por ejemplo, en nervios presores o depresores, según que su excitación provoque aumento o disminución de la presión sanguínea.

Los nervios mixtos son aquellos compuestos de fibras eferentes y eferentes.

También se clasifican los nervios en somáticos y vegetativos (parasimpático y simpático), colinérgicos y adrenérgicos, mielínicos, etc.

La clasificación fisiológica de los nervios de acuerdo a diversos criterios es:
1. Según el sentido en que ésta se propaga:
   - Centrífugos o eferentes
   - Centrípetos o aferentes
   - Mixtos
2. Según la reacción al ser excitados:

- Reacción positiva
- Reacción inhibitoria

3. Según las sensaciones originadas al ser estimulados:
- Nervios sensoriales
- Gustativos
- Olfatorios
- Auditivos, etc.

4. Según la naturaleza objetiva de la respuesta:
   - Presores
- Depresores

5. Según el órgano en que terminan (músculos, glándulas).
- Motores
   - Secretores

6. Según los segmentos medulares en que se originan:
   - Somáticos
   - Vegetativos (simpático, parasimpático)

7. Según el mediador químico que posea su botón terminal:
   - Colinérgicos
   - Adrenérgicos

7. Según la presencia o no de la capa de mielina.
   - Mielínicos
   - Amielínicos

8. Según la velocidad de conducción de la excitación, el diámetro de la fibra y otras particularidades básicas, se clasifican las fibras nerviosas en diversos grupos: Generalmente se admiten tres grupos

esenciales: A, B y C. Los grupos A y B están formados por fibras mielínicas de conducción rápida, y el grupo C por fibras amielínicas de conducción lenta.

Puede observarse en la Tabla 1 que las fibras de mayor diámetro poseen una mayor velocidad de conducción y que ésta disminuye con la disminución del diámetro, por lo tanto, la velocidad de conducción de una fibra nerviosa está en relación directa con el diámetro de la misma. Tabla 1

Tabla 1 Clasificación de las fibras nerviosas según su diámetro y velocidad de conducción

Tipo de fibra	Diámetro (µ)	Velocidad (m/s)	Función
A α	13 - 22	70 - 120	Motora, propioceptores musculares
A β	8 - 13	40 - 70	Tacto, cinestesia
A γ	4 - 8	15 - 40	Tacto, excitación huso muscular, presión
A δ	1 - 4	5 - 15	Dolor, calor, frío, presión
B	1 - 3	3 - 14	Neurovegetativas preganglionares
C	0,2 - 1	0,2 - 2	Neurovegetativas posganglionares Neurovegetativas preganglionares Dolor, calor, frío, presión, olfato

Las fibras A y B son mielínicas y las C amielínicas

La sinapsis. Su función

Los puntos de unión funcional entre las neuronas o entre el extremo libre de una neurona y un órgano (fibras musculares, células glandulares) se designan con el nombre de sinapsis. Las sinapsis constituyen el punto de transmisión de las excitaciones de una estructura excitable a otra.

En la Figura 5 se observa la estructura de una sinapsis.

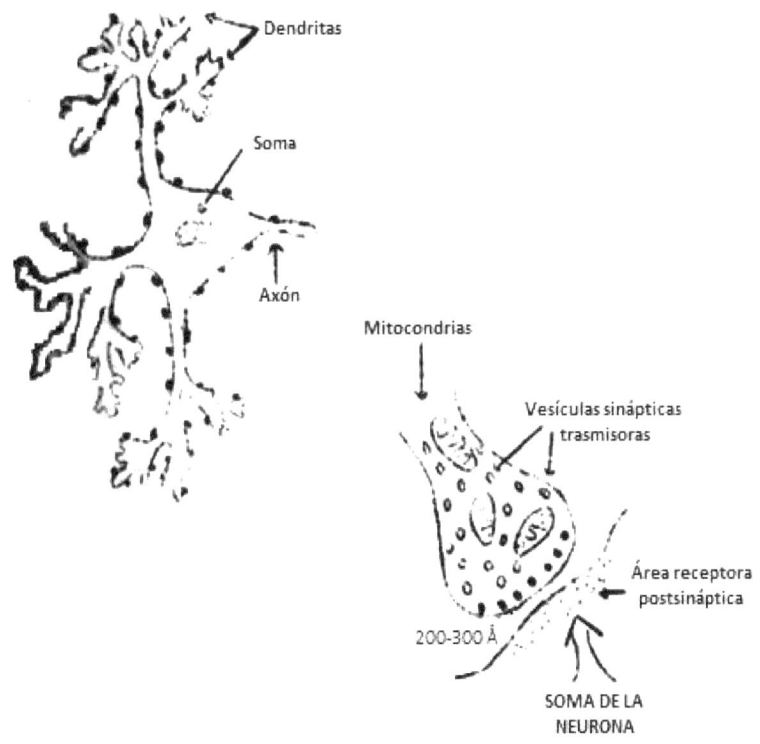

Figura 5 Neurona y sinápsis

Las fibras nerviosas conductoras en sus terminaciones tienen formas anatómicas muy variadas, muchas se parecen a pequeños nudos, por lo tanto frecuentemente reciben el nombre de botones o nudos terminales. Si estas terminaciones forman parte de una neurona que establece contacto con otra neurona a través de ellas, se les conoce como terminal pre-sináptica. Estas terminales pre-sinápticas se sitúan, sobre todo, en la zona de la neurona receptora y también en sus dendritas, que constituyen la estructura post-sináptica.

En la terminal pre-sináptica hay abundante acúmulo de mitocondrias que son importantes para la provisión de energía necesaria en la transferencia de las excitaciones. También son abundantes las llamadas vesículas sinápticas que contienen las sustancias transmisoras o "sustancias vectoras de la transmisión". Figura 5 a.

Entre ambas partes de la sinapsis está la hendidura sináptica que separa la terminal pre-sináptica del soma neuronal.

Una característica esencial de la sinapsis es la de permitir el paso de las excitaciones en una sola dirección (función valvular) y nunca en sentido retrógrado. Ella también opone cierta resistencia a la difusión de la excitación, de manera que el paso del impulso a la membrana post-sináptica se efectúa con cierto retraso, es el llamado retraso sináptico.

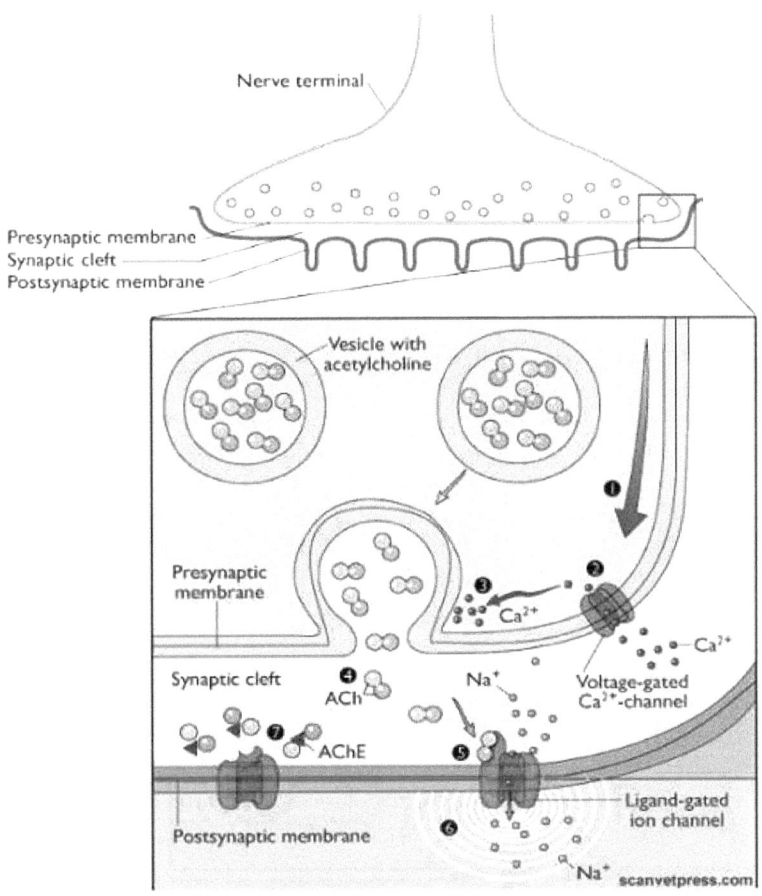

Figura 5 a Terminal presináptica con las vesículas sinápticas que contienen las sustancias vectoras de la transmisión

Clasificación de las sinapsis

Una neurona puede recibir en su soma múltiples axones provenientes de otras neuronas, que se constituyen en pre-sinápticas (sinapsis nervio-nervio o nerviosa). Además su axón puede terminar en una estructura muscular (sinapsis neuromuscular). Figuras 5 b y 5 c

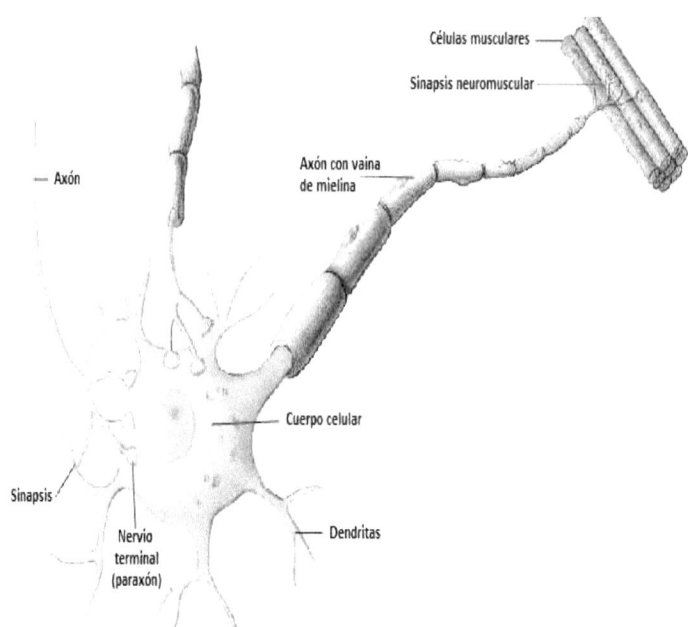

Figura 5 b Representación de múltiples posibilidades de sinapsis

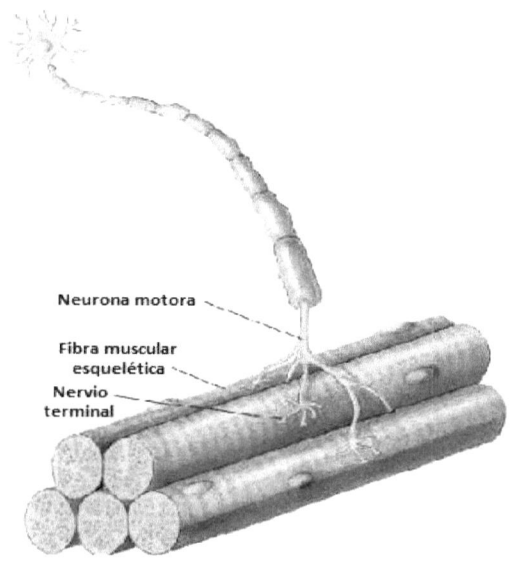

Figura 5 c Sinapsis neuromuscular

Según su localización, las sinapsis son clasificadas en centrales (situadas en las estructuras encefálicas y medular) y periféricas (las correspondientes a los ganglios vegetativos y a las placas motrices de los músculos).

Son clasificadas también como sinapsis excitadoras o inhibidoras en dependencia de si trasmiten impulsos excitatorios o inhibitorios a la neurona post-sináptica.

En las sinapsis excitatorias cuando un impulso proveniente de la terminal pre-sináptica alcanza el pié ó botón terminal se inducen a través del mediador químico excitatorio despolarizaciones de la membrana post-sináptica pudiéndose llegar, por suficientes excitaciones a provocar la descarga generalizada de la neurona receptora, es decirse crea un potencial de acción llamado potencial excitatorio post-sináptico producto de la inversión del potencial de membrana y de esta forma se propaga el impulso nervioso por la neurona post-sináptica. Por regla general es necesario que lleguen simultáneamente por vía sináptica unos 5-10 impulsos estimulantes para que se produzca la excitación de la neurona que los recibe. En este tipo de sinapsis el mediador químico excitatorio es la acetilcolina alojada en las vesículas almacenadoras del pié o botón terminal pre-sináptico, la función de ella para transmitir la excitación es provocar un aumento de la permeabilidad de Na^+ y K^+. Se hallan localizadas preferentemente en las dendritas.

Las sinapsis inhibidoras desempeñan un papel importante, sobre todo en los estados de excitación excesivos, indeseables.

Por medio de estas sinapsis se crea en la membrana post-sináptica un estado de hiperpolarización, es decir se hace más negativo el potencial de membrana, disminuyendo las posibilidades de descarga por parte de la neurona.

En este tipo de sinapsis el mediador químico provoca un aumento de la permeabilidad de la membrana post-sináptica para los iones $K+$ y $Cl-$, lo que da lugar a la hiperpolarización.

Éstas se encuentran preferentemente en los cuerpos de las células nerviosas.

Transmisores químicos para la transmisión de impulsos en las sinapsis
Transmisores de la excitación
Acetilcolina en las placas motrices (sinapsis neuromusculares), fibras pre-ganglionares simpáticas, fibras parasimpáticas.
Noradrenalina en fibras post-ganglionares simpáticas.
Acido glutámico en el Sistema Nervioso Central.

Inhibidores de la excitación
El ácido gamma-amino-butírico (GABA)

Los Receptores. Su función

Tanto en la superficie corporal como en la profundidad de los tejidos, el organismo dispone de estructuras sensoriales específicas denominadas receptores, las que reaccionan ante la llegada de estímulos procedentes del exterior o del interior del organismo respectivamente, para transmitirlos al Sistema Nervioso Central previamente transformados en excitaciones nerviosas.

La dotación de receptores que poseen los diversos organismos es extraordinariamente variable y se halla relacionado con el grado de adaptación y comportamiento de cada especie animal, ante las correspondientes condiciones que la rodean.

Los estímulos procedentes del exterior, además de tener que ser captados por los receptores, tienen que hallar al Sistema Nervioso Central en estado de vigilia para poder ser efectivos.

De acuerdo con la situación de los receptores en el organismo se acostumbra a dividir éstos en:

a) Extra-receptores, sensibles a influencias procedentes del medioambiente.
b) Intra-receptores, capaces de captar las variaciones del estado funcional en el interior del organismo.

La estructura de los receptores es extraordinariamente variada, pudiéndose distinguir diferentes receptores en orden creciente de complejidad:

1. Terminaciones nerviosas libres, presentes en el epitelio estratificado de las mucosas, de la córnea, de la epidermis y también en el tejido conjuntivo, en las serosas, etc. y que reaccionan principalmente ante los estímulos de presión y de lesión tisular (como receptores de dolor).
2. Corpúsculos sensitivos terminales:
    a) Las células táctiles de Markel, situadas en las regiones más profundas de la epidermis y en la vaina externa de las raíces pilosas.
    b) Los corpúsculos táctiles de Meissner, en la capa coriónica de la piel.
    c) Los plexos nerviosos de los folículos pilosos.

Estos receptores están destinados principalmente a servir al sentido del tacto.

3. Corpúsculos bulbosos o maciformes
    a) Bulbos terminales de Kranse, en el cutis y en las mucosas limítrofes.
    b) Corpúsculos de Paccini, en la zona subcutánea, en el periostio, pene, clítoris, parte anterior del morro de muchos animales, cascos, pezuñas y yemas de los dedos.
    c) Los corpúsculos de Ruffini en las zonas cutáneas y subcutáneas.

Estos corpúsculos actúan especialmente como receptores de estímulos de presión y temperatura.

4. Los husos musculares y tendinosos, sirven como receptores para captar el estado de tensión de la musculatura.
5. Los receptores del aparato vestibular en el oído interno, que registran continuamente la postura corporal.
6. Los receptores visuales en la retina, registran las correspondientes proporciones de luz. La complejidad de la retina se infiere del hecho de que en el hombre, contiene alrededor de 3-6 millones de conos y unos 25 millones de bastoncillos.
7. Los receptores de la mucosa olfatoria captan estímulos olorosos
8. Los receptores acústicos reaccionan ante estímulos sonoros.
9. Los receptores gustativos, localizados en la mucosa bucal, reaccionan ante determinados sabores que actúan como estímulos químicos.

Según la capacidad para reaccionar ante un estímulo determinado, se clasifican los receptores en: fonorreceptores, fotorreceptores, termorreceptores, osmorreceptores, quimiorreceptores, etc.

En general cada tipo de receptor entra en excitación sólo ante la llegada de estímulos específicos, que suelen denominarse estímulos adecuados. La mínima energía estimulante que ha de poseer un estímulo adecuado para producir la excitación se denomina umbral. En la intensidad del umbral de excitación desempeñan un papel importante no sólo el estado funcional de los receptores periféricos y de los analizadores centrales de excitación, sino también la influencia recíproca de receptores, la fatiga, las influencias ambientales de tipo especial, etc. Además, influyen siempre notablemente, la característica del estímulo (potencia, forma o duración, amplitud del área estimulada, etc.).

Por lo tanto, existe una aceptación específica del receptor ante los estímulos, aquel para el cual ha sido adaptado, y casi no responde a intensidades normales de los demás, por ejemplo: los bastones y conos del receptor visual son muy sensibles a la luz, pero casi completamente insensibles al calor, frío, presión sobre el globo ocular o cambios químicos en la sangre; los osmorreceptores de los núcleos supraópticos del hipotálamo responden a cambios pequeños de osmolaridad de los líquidos corporales, pero nadie ha podido demostrar que responden al sonido.

Funcionamiento general. Transducción de los estímulos sensoriales en impulsos nerviosos

A pesar de sus diferencias estructurales, los receptores se distinguen por sus propiedades muy semejantes en la utilización de estímulos y en el envío al Sistema Nervioso Central de las informaciones recibidas. Es decir, cualquiera que sea el estímulo que actúa sobre ellos, produce inicialmente una corriente local en la vecindad de la terminación nerviosa y esta corriente, a su vez, produce potenciales de acción en las fibras nerviosas.

Las corrientes locales pueden producirse de dos maneras diferentes: La primera consiste en deformar o modificar químicamente la propia terminación nerviosa. Esto produce difusión de iones a través de la membrana del nervio, que inicia una corriente local. Los voltajes eléctricos así producidos se llaman potenciales generadores porque la misma fibra nerviosa da lugar a la corriente y al voltaje.

El segundo método requiere la intervención de células receptoras especializadas cerca de la terminación nerviosa. Por ejemplo, cuando un sonido llega a la cóclea, las células ciliadas que se encuentran sobre la membrana basilar producen corrientes eléctricas, que a su vez estimulan las fibrillas nerviosas terminales que rodean a estas células ciliadas. Los potenciales producidos por estas corrientes se llaman potenciales de receptor, porque son debidos a células "receptoras" especializadas no nerviosas. Sin embargo, como es difícil definir si el potencial proviene de la propia fibrilla nerviosa terminal o de una célula receptora especializada, muchos fisiólogos utilizan los términos de potencial generador y potencial receptor como sinónimos, designando así simplemente al potencial local creado alrededor de una fibrilla nerviosa terminal en respuesta a un estímulo sensorial específico.

El potencial generador está relacionado con un aumento inespecífico de la permeabilidad de la membrana para determinados iones cuando llega el estímulo, produciéndose sobre todo una corriente de sodio al interior de la membrana. Al ser alcanzado determinado grado de despolarización se produce, en forma "explosiva", la difusión de la excitación y se genera un potencial de acción de la fibra conductora. Por lo tanto, el proceso cursa en los conductores con una transducción de energía inespecífica al tejido nervioso, en impulso nervioso específico al mismo.

Estudio de algunos receptores
El huso muscular

Cada huso se halla constituido por alrededor de 3-10 fibras musculares intrafusales que tienen los cabos puntiagudos unidos a las fibras musculares vecinas, A mitad de camino entre los extremos de las fibras intrafusales hay una zona rica en núcleos que han perdido las estriaciones transversales y no puede contraerse, pero en lugar de ello se estirarán siempre que el huso sea sometido a tracción cuando se contraigan las fibras intrafusales. Rodeando la zona central hay una terminación nerviosa, denominada receptor primario o terminación anulospiral, y de aquí una fibra voluminosa de tipo Alfa de 17 μ de diámetro en promedio, pasa hacia las raíces sensitivas de la médula espinal. A cada lado del receptor anulospiral suele descubrirse una terminación denominada terminación secundaria o en flor abierta, que excita otra fibra nerviosa sensitiva (A-β) mucho más delgada que la excitada por la terminación anulospiral, que en promedio tiene 8 μ de diámetro. Figura 6

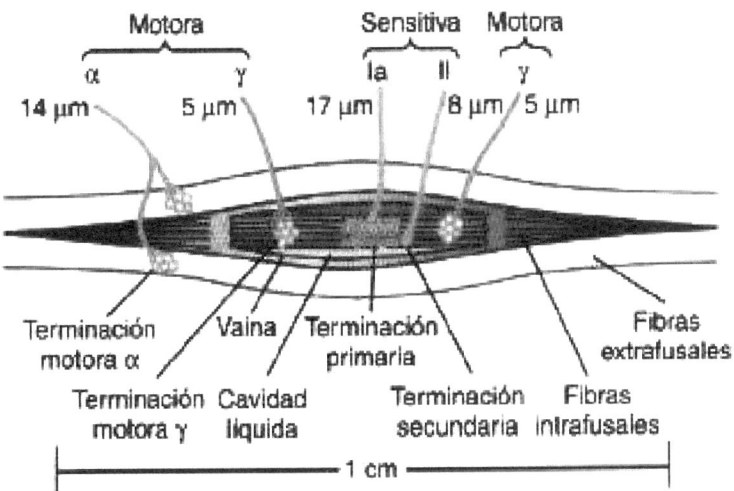

Figura 6 El huso muscular, mostrando su relación con las grandes fibras musculares esqueléticas extrafusales, así como la inervación motora y sensitiva del mismo (según Guyton, A.C.)

Las fibras intrafusales del huso están inervadas por fibras motoras pequeñas de tipo gamma (5 μ de diámetro), diferentes a las voluminosas fibras motoras Alfa que van al músculo esquelético extrafusal. Las fibras intrafusales no pueden contraerse en su porción central donde se fijan los receptores primarios y secundarios, sólo se contraen en sus dos porciones extremas. De hecho, la contracción de estas dos porciones extremas es la que distiende la porción central del huso.

Estimulación del huso muscular

El huso muscular puede estimularse:

1) Por tracción de todo el músculo, que también causa tracción del huso muscular.

2) Por contracción de las fibras intrafusales del huso que contraen los extremos del huso, pero distienden la porción central. Es decir, el estímulo que normalmente excita el huso muscular es la tracción de su parte media, tanto si depende de tracción de todo el músculo como de estimulación de las fibras intrafusales.

Características de las respuestas primarias y secundarias

Los receptores primarios y secundarios presentan repuestas muy distintas a la distención. Los receptores primarios, grandes y sensibles, responden en una fracción de milisegundo y mandan un enorme número de impulsos después de estímulos incluso ligeros; sin embargo, la frecuencia de descarga disminuye también en una fracción de segundo y se estabiliza en un valor mucho menor, pero ya constante. La intensa excitación al inicio de la distensión representa una información para el Sistema Nervioso Central y traduce la velocidad de cambio de la longitud del receptor. Por otra parte, la señal constante ulterior manda una información que traduce la verdadera longitud del receptor.

En cambio, el receptor secundario necesita varios milisegundos para responder en forma máxima, cuando responde el grado de excitación depende casi enteramente de la longitud del receptor, y casi nada de velocidad de cambio de la longitud. Por lo tanto, el receptor puede transmitir al Sistema Nervioso Central una señal que solo representa la longitud del propio receptor. Casi todas las funciones del huso parecen obedecer a señales de los receptores primarios.

Control de la función del huso muscular por fibras eferentes gamma

La estimulación de las fibras eferentes gamma para el huso muscular contrae las dos porciones terminales de las fibras intrafusales, esto disminuye la longitud total del huso muscular. Si el huso esquelético vecino no se contrae simultáneamente, la contracción de las porciones extremas de las fibras intrafusales, claro está, que han de poner en tensión las porciones centrales donde se fijan los receptores nerviosos sensoriales, con lo cual excitan tales receptores. Inversamente, la disminución de la excitación gamma eferente relaja la tensión, y en consecuencia, disminuye la excitación del huso. Es decir, la función del huso es la de un comparador, ya que compara la longitud del huso, con la de las fibras musculares que lo rodean. Si la longitud de las fibras musculares vecinas es mayor que su longitud, los receptores sensoriales en el huso son excitados. Si la longitud de las fibras vecinas es menor que la del huso, la excitación de los receptores disminuye.

Transmisión de información desde los husos musculares al Sistema Nervioso Central

Las fibras voluminosas de los receptores anulospirales al penetrar en la médula mandan ramas directamente a las motoneuronas anteriores que inervan el mismo músculo en el cual están localizados los husos. Además, colaterales de estas fibras establecen sinapsis en la médula espinal, y mandan fibras de segundo orden hacia los fascículos espinocerebelosos directamente hasta el cerebelo.

Las ramas directas a las motoneuronas anteriores provocan reflejos instantáneos, las que van al cerebelo originan reflejos cerebelosos más tardíos.

Las fibras de los receptores secundarios, al llegar a la médula espinal, terminan principalmente sobre las neuronas internunciales, y dan lugar a reflejos musculares más tardíos y más complicados.

El órgano tendinoso de Golgi

En la Figura 7 observamos el órgano tendinoso de Golgi que se encuentra localizado dentro de los tendones, cerca de su unión con las fibras musculares. En promedio, hay de 10-15 fibras musculares en serie con cada órgano de Golgi, y el receptor es estimulado por la tensión que produce este pequeño haz de fibras.

La principal diferencia entre la función del órgano tendinoso de Golgi y del huso muscular es que este último reconoce lo longitud del músculo, en tanto que el órgano tendinoso percibe la tensión muscular.

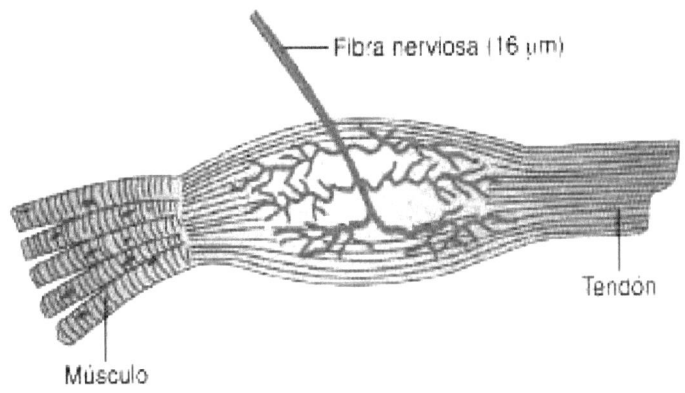

Figura 7 El órgano tendinoso de Golgi (según Guyton, A.C.)

El órgano tendinoso, como el receptor primario del huso muscular, responde con un aumento de su descarga al inicio del aumento de la tensión muscular, pero en una fracción de segundo, la descarga disminuye, y se estabiliza en un nivel más bajo, casi directamente proporcional a la tensión del músculo. De esta manera, los órganos tendinosos de Golgi informan instantáneamente al Sistema Nervioso Central acerca del grado de tensión soportado por cada segmento pequeño de cada músculo.

Transmisión de impulsos desde el aparato de Golgi al Sistema Nervioso Central

Las señales del órgano tendinoso de Golgi son transmitidas por fibras nerviosas de gran calibre que conducen rápidamente, de tipo A alfa, muy poco menores que las correspondientes a los receptores primarios del huso muscular. Ellas transmiten las señales a la médula, y a través de los fascículos espinocerebolosos al cerebelo. Se cree que la señal excita una sola interneurona inhibidora que a su vez, inhibe la motoneurona anterior. Así pues, este circuito local inhibe directamente al músculo distendido sin afectar los vecinos.

Capítulo 2 Nivel medular de integración nerviosa

Constituye el nivel medular de integración nerviosa el nivel más elemental de funciones nerviosas, estando la médula espinal adecuadamente organizada para este fin.

En la Figura 8 se muestra que externamente en la médula se distinguen cuatro caras: anterior, posterior y dos laterales, recibiendo las dos primeras en los animales cuadrúpedos las denominaciones de inferior y superior. Además posee dos surcos medios, uno anterior y otro posterior, que tiende a dividir a la médula en dos mitades.

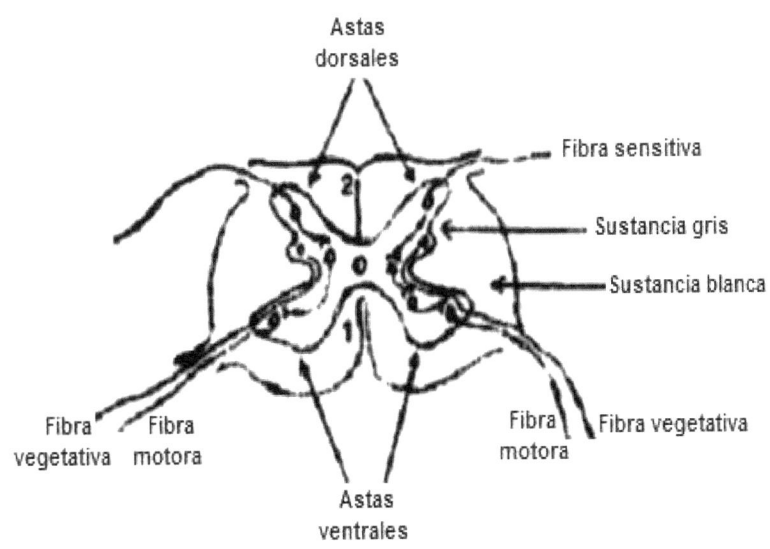

Leyenda: 1- Surco medio anterior 2- Surco medio posterior

Figura 8 Esquematización de la médula espinal

En cortes transversales la médula ofrece dos sustancias de diferentes aspectos: la sustancia blanca, que ocupa la parte periférica, y la gris o central. En el fondo del surco medio anterior aparece un puente de sustancia blanca o comisura blanca que une un lado con el otro. El surco medio posterior se prolonga hasta la sustancia gris mediante un puente neuróglico.

La sustancia gris presenta en los cortes un aspecto parecido a una mariposa o "H", constituida en cada lado por una rama de concavidad hacia afuera, designándose a sus extremidades con los nombres de astas anteriores o ventrales y posteriores o dorsales. Une a ambas ramas, por sus convexidades, una estrecha franja transversal o comisura gris, recorrida en su parte central por un conducto llamado conducto del epéndimo. En la parte inferior de las astas dorsales hay un abultamiento conocido como columna de Clarke.

Esta sustancia gris se compone de numerosos cuerpos neuronales, con sus dendritas, escasas fibras mielínicas y abundantes fibras amielínicas. Las neuronas son de dos tipos: de cilindroeje corto (tipo II de Golgi), llamadas también células internunciales o intercalares, ya que sirven para conectar entre sí neuronas diferentes, el segundo tipo son las de cilindroejes largos, que mielinizándose y abandonando la sustancia gris pasan a formar parte de las raíces anteriores o a constituir los cordones de la sustancia blanca.

La sustancia blanca está integrada principalmente de fibras mielínicas, cuyas neuronas radican en la materia gris espinal, en otros centros nerviosos o en los ganglios raquídeos. Estas fibras forman los cordones medulares, formando fascículos o haces todos aquellos que desempeñan idéntica misión.

Las raíces anteriores o ventrales son motrices, conduciendo las excitaciones en sentido centrífugo o eferente; las raíces posteriores o dorsales son sensitivas transmitiendo los impulsos en dirección centrípeta o aferente. Figura 8 a.

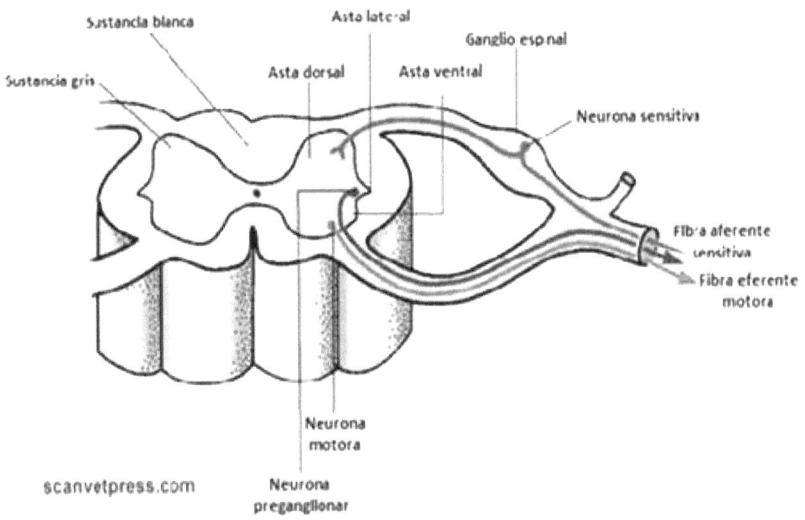

Figura 8 a Ilustración de la organización de la médula para cumplir funciones reflejas: ley de Bell y Magendie

La demostración experimental de este hecho fueron proporcionadas por Bell y Magendie, comprobando que la sección de las raíces ventrales provoca parálisis y la de las dorsales, anestesia. Conociéndose a partir de entonces a estas características de la conducción de los impulsos de las raíces ventrales y dorsales como Ley de Bell y Magendie, la que establece que los impulsos sensitivos aferentes que parten de la periferia ingresan a la médula por las raíces posteriores y los impulsos motores eferentes salen de la médula por las raíces ventrales o anteriores.

<u>Conducción de la sensibilidad y la motricidad</u>. <u>Sus tipos</u>
En la médula espinal podemos distinguir dos porciones diferentes: un aparato intrínseco y un aparato de conducción. El primero comprende las neuronas de la médula, principales constituyentes de la materia gris, y una serie de fascículos cortos de sustancia blanca, el fascículo fundamental y las vías espinospinales, que conectan las neuronas entre sí.

El sistema intrínseco tiene la misión de repartir y dirigir las excitaciones procedentes de los receptores o del encéfalo hacia las vías que las conduzcan a los efectores adecuados.

El aparato do conducción de la médula espinal sirve para conducirlas excitaciones destinadas al encéfalo o que salen de él y el conjunto de sus fibras constituye la mayor parte de la sustancia blanca. Pueden distinguirse vías ascendentes y descendentes, según vayan de la médula al encéfalo o del encéfalo a la médula, respectivamente. La importancia de estas vías de conducción aumenta con el desarrollo del encéfalo.

Aparato de conducción de la sensibilidad

Las vías de conducción son bien conocidas en el hombre, pero los conocimientos de las mismas en los animales domésticos son menos precisos.

El aparato de conducción comprende las vías nerviosas ascendentes (sensibilidad) y descendentes (motricidad).

Vías de conducción de la sensibilidad

Las vías nerviosas ascendentes (Figura 9) que conducen las excitaciones recogidas por las fibras nerviosas de las raíces dorsales a los centros superiores forman varios sistemas, de los que podemos distinguir:
1) El sistema del cordón dorsal,
2) El sistema cerebeloso del cordón lateral y
3) El sistema del cordón ventrolateral.

Las fibras del sistema del cordón dorsal proceden de los ganglios raquídeos y ascienden sin interrupción hasta el bulbo, donde terminan en los núcleos gracilis y cuneatus. Las fibras procedentes de la mitad posterior del cuerpo forma el fascículo gracilisde GoII que en su origen ocupa todo el espacio situado entre el surco medio dorsal y el asta dorsal, mientras que en las regiones más craneales de la médula es empujado hacia el plano medio por las fibras procedentes de la mitad craneal del cuerpo, que se sitúan entre el fascículo gracilis y el asta dorsal, constituyendo el fascículo cuneautus de Burdash. A nivel de la médula cervical, se intercala entre ambos un tercer fascículo en forma de coma, el fascículo de Schultze formado por fibras descendentes.

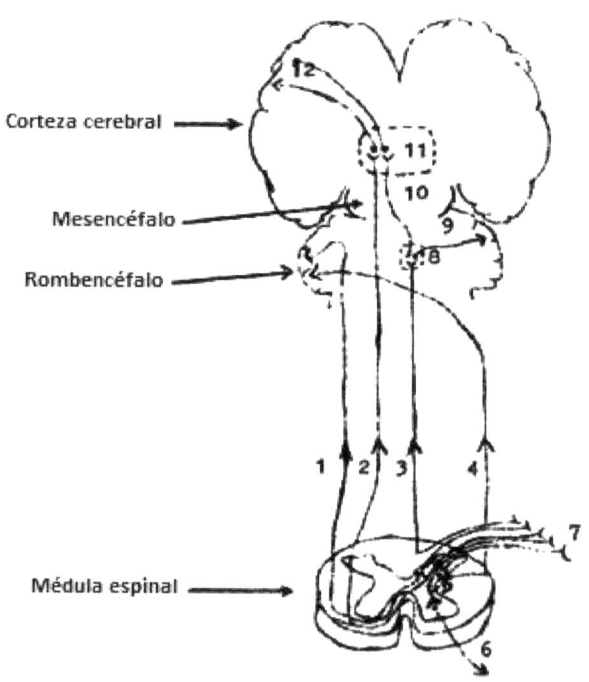

Leyenda:
1. Haz espinocerebeloso ventral
2. Tracto espinotalámico
3. Cordón dorsal (fascículos gracilis y cuneatus)
4. Haz espinocereboloso dorsal
5. Vía refleja hacia las células de las
6. Raíz motora ventral
7. Raíz sensitiva dorsal
8. Núcleos del cordón dorsal
9. Fascículo bulboccrcbcloso
10. Fascículo bulbotalámico
11. Tálamo óptico
12. Fascículo tálamocortical

Figura 9 Esquema de las vías de cnducción de la sensibilidad

Desde los núcleos del cordón dorsal situados a nivel del bulbo, los estímulos siguen ascendiendo por dos vías diferentes: fascículo bulbotalámico hasta el tálamo y el fascículo bulbocerebeloso, formados por la unión de las fibras restantes con el fascículo espinocerebeloso de Flechsig, que se dirige hacia la corteza del vermis cerebeloso, al que informan sobre la posición de las articulaciones y el tono muscular.

El sistema cerebeloso del cordón lateral o fascículo espinocerebeloso está formado por dos vías; el fascículo espinocerebeloso ventral o fascículo de Gower y el fascículo espinocerebeloso dorsal o fascículo de Flechsig. Ambos se sitúan uno encima del otro, en la periferia de la sustancia blanca de la médula espinal.

Las fibras del fascículo espinocerebeloso ventral se originan en las grandes neuronas del asta dorsal situadas en la base de la misma, pasando en su mayor parte al lado contrario por la comisura blanca, antes de tomar una dirección craneal, hasta llegar a la corteza del vermis cerebeloso.

Las fibras del fascículo espinocerebeloso dorsal parten de las neuronas de la columna de Stilling-Clarke y se dirigen cranealmente por el mismo lado, pero deben cruzarse en el cerebelo para terminar en las proximidades del vermis.

El sistema del cordón ventrolateral recibe sus fibras de las grandes neuronas de las astas dorsales. Pasan al lado contrario por la comisura blanca y entonces se dirigen cranealmente por la porción ventral del cordón lateral del otro lado, integrando el tracto espinotalámico hasta llegar al tálamo. En el tronco del encéfalo se unen a las fibras del fascículo bulbotalámico a ambos lados del surco medio.

El sistema del cordón dorsal conduce los estímulos de las sensibilidades propioceptiva, epicrítica, táctil y de presión. La interrupción de estas vías provoca trastornos considerables de la sensibilidad profunda y del sentido de la posición, así como de la sensibilidad dolorosa, pues el sujeto es capaz de percibir el dolor, pero es incapaz de determinar el tipo de dolor de que se trata. Está menos desarrollado en los animales, por lo que la sensibilidad epicrítica (localización, origen y calidad de una presión o contacto) está menos desarrollada en ellos.

El sistema del cordón ventrolateral conduce los impulsos sensitivos periféricos, como las sensaciones dolorosas, táctil, térmica y una parte de las de presión.

El sistema del cordón lateral conduce los impulsos no sensoriales procedentes de los músculos, ligamentos, articulaciones, etc., es decir los impulsos de la sensibilidad profunda, sobretodo de los receptores tendinosos, musculares y articulares.

La conducción de los impulsos sensitivos en los animales no está encomendada a vías tan concretas como las del hombre. El menor grado de desarrollo del Sistema Nervioso Central les permite mayor facilidad de adaptación.

Vías de conducción de la motricidad

Las vías descendentes de la médula espinal conducen los impulsos eferentes originados en los centros superiores y los trasmiten bien directamente, bien tras un recambio a las neuronas motoras de las astas ventrales o a las neuronas vegetativas de las astas laterales. Podemos entonces distinguir dos clases de vías descendentes: motoras y vegetativas.

Las vías motoras pueden dividirse a su vez en dos grupos: Figura 10.
1. El Fascículo corticospinal o vía piramidal, que son fibras que se originan en la corteza cerebral y alcanzan sin recambio las neuronas motoras de las astas ventrales.
2. La vía extrapiramidal, son fibras procedentes de los núcleos del tronco del encéfalo.

La vía piramidal sólo se desarrolla en los mamíferos correlativamente al desarrollo del encéfalo, y realiza un control voluntario directo sobre la musculatura.

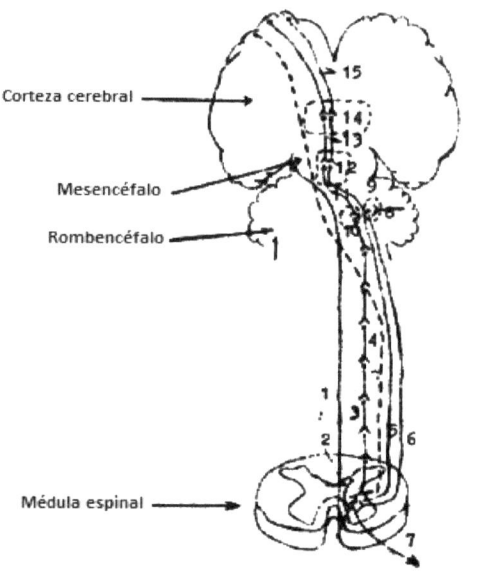

Leyenda:
1. Fascículo tectospinal
2. Vía refleja del aparato intrínseco de la médula
3. Fascículo reticulospinal
4. Fascículo corticospinal
5. Fascículo rubrospilnal
6. Fascículo vestibulospinal
7. Fibras nerviosas medulares (Vía terminal común de 1-6)
8. Fascículo cerebelovestibular
9. Núcleo vestibular
10. Formación reticular del bulbo
11. Fascículo rubrorreticular
12. Núcleo rojo
13. Fascículo talamorrúbrico
14. Tálamo óptico
15. Fascículo corticotalámico

(Líneas continuas) ———— Vías piramidales
(Líneas discontinuas) - - - - - Sistema motor extrapiramidal

Figura 10 Vías de conducción de la motricidad

Cuanto más dependa de la voluntad la motilidad de un animal, más desarrollada estará la vía piramidal. En los mamíferos domésticos estas vías están claramente menos desarrolladas, ya que a mayor desarrollo de la vía piramidal, la función autónoma de la médula es menor y, por tanto, más supeditada a la actividad de la corteza cerebral. Con ayuda de ella se realizan particularmente los movimientos adquiridos por el aprendizaje y aquellos que necesitan cierta destreza.

La vía extrapiramidal presenta tres vías importantes:

1. El fascículo rubrospinal o haz de Monakow, originado en las neuronas del núcleo rojo, inmediatamente después se entrecruzan y pasan al lado contrario, dirigiéndose caudalmente para terminar en las neuronas motoras de las astas ventrales.
2. El fascículo vestibulospinal originado en las grandes neuronas multipolares del núcleo de Deiters, que es el núcleo terminal de los nervios del aparato vestibular, sigue un recorrido caudal para terminar en las neuronas motoras de las astas ventrales.
3. El fascículo tectospinal compuesto por fibras procedentes de las células nerviosas de los tubérculos cuadrigéminos, se dirigen caudalmente para terminar en las neuronas motoras de las astas ventrales.

El fascículo rubrospinal trasmite los impulsos responsables de los movimientos de la estación, carrera, salto y natación de los animales, los cuales se inician voluntariamente y después se continúan coordinados automáticamente.

El fascículo vestibulospinal conduce los impulsos para los movimientos del equilibrio reflejo, condiciona los reflejos posturales en la estación, carrera, vuelo, etc. El fascículo tectospinal condiciona la orientación en el espacio independientemente de las impresiones ópticas recibidas y los reflejos de defensa y huida provocados por las sensaciones visuales o auditivas. Está muy desarrollado en las aves.

Las vías descendentes vegetativas no se conocen con exactitud.

Actividad refleja de la médula espinal
Para estudiar la actividad intrínseca de la médula espinal se utiliza el llamado animal espinal, es decir, un animal al que se le ha eliminado el encéfalo. En la rana es sencillo, pues basta seccionar la porción superior de la cabeza, entre el encéfalo y la médula espinal. En los mamíferos puede conseguirse seccionando la médula o interrumpiendo la actividad conductora por otro procedimiento, por ejemplo puede ser el frío.

La sección puede hacerse a distintos niveles: preparación espinal baja, por sección de la médula a nivel del quinto segmento cervical con lo cual se respeta la integridad de las raíces del nervio frénico que inerva el diafragma. La preparación espinal alta por sección en el plano de unión del bulbo con la médula, requiriéndose de la respiración artificial, ya que queda suprimida la inervación del diafragma.

Inmediatamente después de la sección medular, se presenta un estado que persiste durante cierto tiempo, denominado choque espinal, caracterizado por una disminución acentuada y hasta abolición absoluta de los reflejos, debido a la retirada repentina de los impulsos facilitadores (excitación continua) que normalmente parte de los segmentos superiores. Este estadio de depresión de los reflejos tiene una duración más larga cuanto más evolucionada es la especie de que se trate, ya que más supeditados estarán los centros medulares de los superiores.

Después aparecen progresivamente los reflejos debido a que el aparato intrínseco de la médula espinal se encarga de una parte de las funciones de los centros superiores; los reflejos motores se realizan normalmente, así como la micción y defecación y la temperatura vuelve a la normalidad. La sensibilidad y la motilidad voluntaria quedan suprimidas, como es natural, definitivamente.

Transcurrido cierto tiempo, desaparecen de nuevo los reflejos, lo que demuestra que la médula espinal no puede funcionar indefinidamente con independencia del encéfalo.

Los reflejos incondicionados
Bajo el concepto de reflejo, denominado también como circuito funcional, se entiende la reacción involuntaria del organismo frente a un estímulo determinado.

En la constitución de un arco reflejo para el desarrollo de un reflejo participan los siguientes elementos y factores: Figura 11

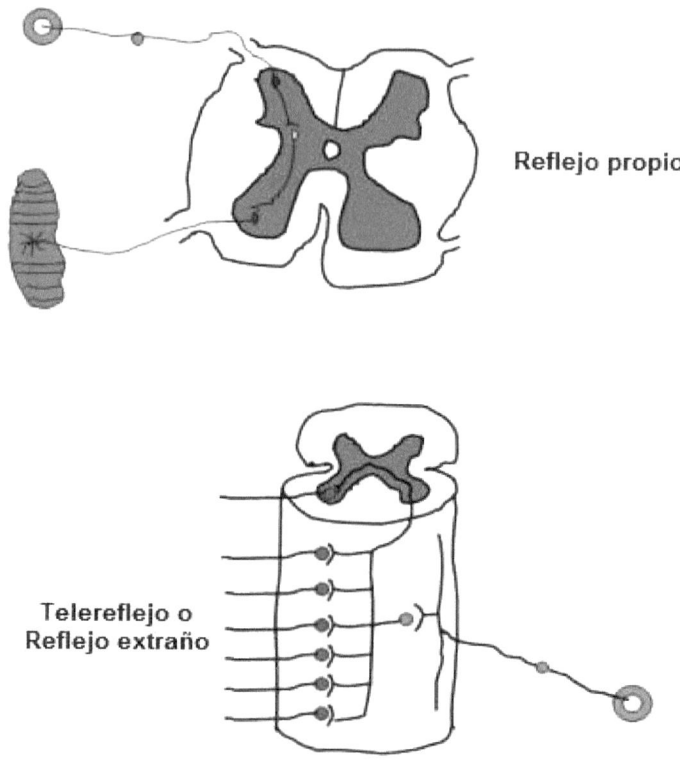

Figura 11 El arco reflejo

a) El receptor, que como estructura aceptora de estímulos, transforma la energía física o química del estímulo de excitación en eléctrica nerviosa (potencial de acción).

b) Vía aferente (vía centrípeta), que con sus neuronas envía al Sistema Nervioso Central, las excitaciones originadas en los receptores. En las fibras nerviosas sensitivas los cuerpos neuronales están alojados siempre en los ganglios espinales de la médula.

c) Centro nervioso (lugar de sinapsis) donde se produce la conmutación de las excitaciones y donde éstos "saltan" a la membrana de las neuronas motoras.
d) Vía eferente (vía centrífuga), iniciada en las neuronas motoras y que envía excitaciones a la periferia.
e) Órgano efector (placa motora) en la que se produce la trasmisión de las excitaciones al órgano efector.

Los reflejos desempeñan un papel importante en la adaptación del organismo al medio ambiente. La mayoría de los reflejos de producen sin participación de la conciencia en el fenómeno. Ellos tienen una importancia fundamental en los movimientos, sobre todo pero también intervienen en el gobierno de las funciones orgánicas. De acuerdo con su acción principal, los reflejos se pueden clasificar en reflejos motores, reflejos secretores o reflejos inhibidores.

Según la localización mutua de receptores y efectores, se pueden dividir en reflejos propios y reflejos extraños o telerreflejos.

En los reflejos propios, el receptor y el efector están situados en el mismo órgano Ej.: los originados en los órganos tendinosos, cuyo estímulo produce contracción en el músculo asociado y coordinado con ellos, por ejemplo la contracción de los cuádriceps por medio del reflejo patelar.

En los reflejos extraños o telerreflejos, la excitación del efector se origina en receptores situados en un órgano distinto, más o menos alejado, por ejemplo en la piel. Estos reflejos tienen importancia como mecanismo de protección frente a agentes nocivos.

Los reflejos propios son casi siempre monosinápticos, es decir que en su trayecto sólo hay una sinapsis fundamental. Por la proximidad entre receptor y efector, se conocen con el nombre de reflejos propioceptivos. En los telerreflejos participan 3 o 4 neuronas e intervienen 2 o más sinapsis, razón para ser denominados polisinápticos (reflejos extraceptivos o reflejos intraceptivos).

El reflejo extensor o de tracción
El reflejo de tracción o estiramiento (Figura 12), llamado también miotático, es de los reflejos medulares el que emplea un número mínimo de neuronas, una solo neurona sensorial y una sola motoneurona, por lo tanto es un reflejo monosináptico.

Este reflejo se inicia por la distensión del receptor primario del huso muscular, y hace que el músculo estirado se contraiga.

Recuérdese que los cabos del huso muscular están unidos al tejido conectivo entre las fibras musculares esqueléticas. Por esta disposición, la tracción de las fibras musculares esqueléticas también somete a tracción al huso muscular y, en consecuencia, excita el receptor primario. Se transmiten los impulsos directamente a la motoneurona anterior para contraer en forma refleja el músculo estirado. Por lo tanto, la función de este reflejo es oponerse a todo alargamiento del músculo.

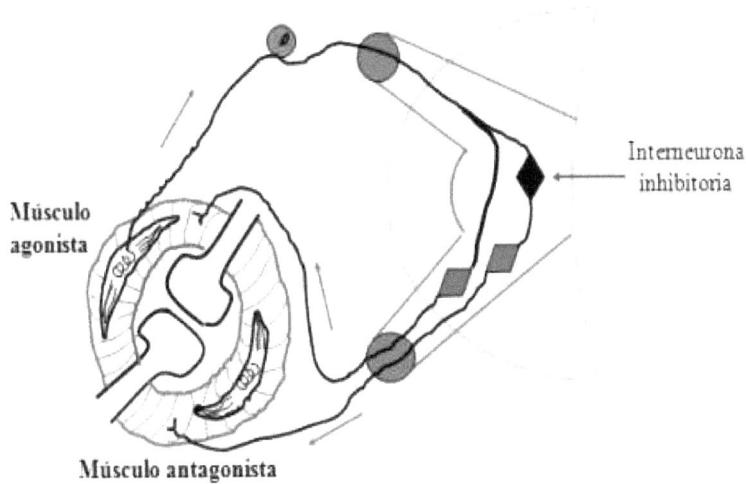

Figura 12 El reflejo de tracción, de estiramiento o miotático

Al mismo tiempo que se trasmiten impulsos para el reflejo de tracción que excitan al músculo estirado, se trasmiten impulsos inhibidores a las motoneuronas de los músculos antagonistas, con lo cual estos músculos son inhibidos y permiten que la contracción refleja del músculo estirado sea más eficaz.

Las señales inhibidoras trasmitidas a los músculos antagonistas pasan siguiendo una neurona inhibidora internuncial que secreta una sustancia inhibidora a nivel de su sinapsis con la motoneurona anterior.

Recordemos que el huso puede ser estimulado varias veces tanto por un brusco aumento del grado de distensión como por una distensión sostenida. Por lo tanto, el reflejo causado por un aumento brusco de tracción es extraordinariamente poderoso en comparación con el reflejo causado por un aumento lento de la tracción. El reflejo relativamente débil causado por tracción continua recibe el nombre de "reflejo tónico de tracción", mientras que el reflejo enérgico que ocurre después de un aumento brusco en la distensión recibe el nombre de "reflejo fásico de tracción".

En condiciones de reposo, el receptor primario del huso muscular trasmite una descarga tónica de impulsos nerviosos, por lo tanto, la señal quo origina el huso puede no solo aumentar, sino también disminuir. Cuando un músculo se acorta, el número de impulsos disminuye, en particular cuando se acorta rápidamente. Esta disminución de impulsos inhibe inmediatamente el tono muscular del músculo acortado y automáticamente excita los músculos antagonistas. Es el "reflejo negativo de tracción" que se opone al acortamiento de la longitud del músculo, en particular si tal acortamiento se produce rápidamente.

De lo expuesto hasta aquí una de las funciones primarias del reflejo de tracción es oponerse a todo cambio de la longitud del músculo, especialmente cambios bruscos, debido al poder intenso del reflejo de tracción fásico.

Este reflejo fásico intenso tiene gran importancia para "amortiguar" las contracciones musculares, o sea, para suprimir los movimientos espasmódicos en las contracciones, lo que constituye la denominada "función amortiguadora del reflejo de tracción". Por ejemplo, en animales cuyas raíces posteriores para un músculo determinado han sido cortadas y, por lo tanto, el reflejo de tracción ha desaparecido, cuando se trasmiten hacia abajo impulsos siguiendo el haz corticospinal hacia las motoneuronas, la contracción muscular en lugar de ser uniforme es de tipo saltón. Mientras, que cuando los reflejos fásicos de extensión se hallan intactos, los movimientos son tan uniformes que no se percibe sacudida alguna, de aquí su función amortiguadora en la contracción muscular.

El reflejo rotuliano

El reflejo rotuliano se desencadena mediante la percusión del ligamento o tendón rotuliano medio con un martillo de reflejos. La percusión produce una distensión de las fibras musculares del músculo cuádriceps femoral, con la consiguiente excitación de los husos neuromusculares situados entre las mismas. La acción refleja consiste en una contracción brusca del músculo acompañada generalmente de la extensión de la pierna.

Este reflejo es utilizado clínicamente como un método para determina la integridad funcional de los reflejos de tracción, así como los realizados sobre otros músculos, ya que percutiendo el tendón o el cuerpo mismo del músculo pueden obtenerse reflejos similares en esos músculos.

El reflejo se aprecia claramente en los pequeños mamíferos domésticos, menos en el caballo, y es poco evidente en el cerdo y bovinos.

<u>El reflejo flexor, nociceptivo o de retracción</u>
Por estimulación de receptores específicos con estímulos sensitivos se provoca una potente contracción de los músculos flexores, lo que aleja el miembro del estímulo. Se trata del reflejo flexor.

El reflejo flexor se desencadena sobre todo por estimulación determinaciones dolorosas como un pinchazo, calor u otro estímulo doloroso, por tal motivo también recibe el nombre de reflejo nociceptivo. Sin embargo, la estimulación de los receptores de tacto ligero también puede desencadenar un reflejo flexor más débil y menos prolongado.

Si resulta estimulada alguna otra parte de la economía que no sean las extremidades, esta parte también se aleja del estímulo, pero el reflejo puede no quedar totalmente limitado a los músculos flexores, a pesar de que sea básicamente el mismo. Por lo tanto, el reflejo también recibe el nombre de reflejo de retracción.

El mecanismo neuronal de reflejo se muestra en la Figura 13, que muestra las vías neuronales del reflejo flexor. Cuando se aplica al extremo distal de un miembro un estímulo doloroso los músculos flexores de la parte alta del mismo son excitados reflejamente, con lo cual el miembro se separa del estímulo doloroso.

Las vías para desencadenar el reflejo no pasan directamente a las motoneuronas anteriores, sino que van primero al fondo internuncial de neuronas, luego a las neuronas motoras. El circuito más simple es un arco de 3 a 4 neuronas. Sin embargo, la mayor parte de las señales del reflejo atraviesan muchas más neuronas que éstas, incluyendo los siguientes tipos básicos de circuitos:

1. Circuitos divergentes para difundir el reflejo hacia los músculos que provocarán la retracción.
2. Circuitos para inhibir los músculos antagonistas, los denominados circuitos de inhibición recíproca.
3) Circuito para causar una descarga ulterior después que el estímulo ha terminado.

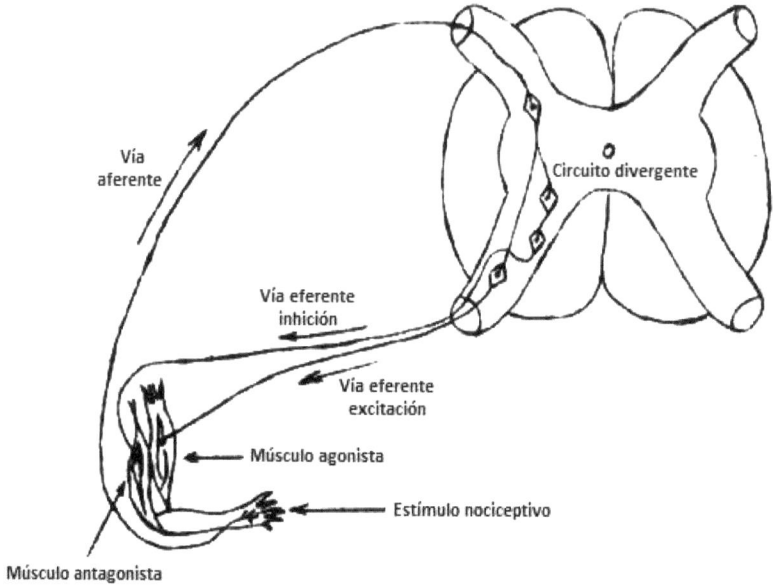

Figura 13 Reflejo flexor, nociceptivo o de retracción

Como todos los reflejos iniciados en la médula espinal se fatigan a los pocos segundos de Iniciados, aquí el circuito de descarga ulterior (sináptico y oscilante) impide un relajamiento rápido de los músculos flexores provocando una prolongación del tiempo de contracción. Por virtud de este tipo de circuito la porción irritada del cuerpo se mantendrá alejada del estímulo, a veces durante 1 a 3 segundos, incluso cuando la estimulación ya ha desaparecido. Durante este tiempo, otros reflejos y otras acciones del Sistema Nervioso Central pueden mover todo el cuerpo alejándolo del estímulo doloroso.

Por lo tanto, el reflejo flexor se halla organizado adecuadamente para alejar una parte dolorida o irritada de alguna forma, alejándola del estímulo dañino.

El circuito de inhibición recíproca permite, que a través del circuito divergente, el estímulo sensitivo alcance una interneurona inhibitoria para provocar la inhibición o relajamiento de los músculos antagonistas, en este caso los extensores del miembro.

El tipo de alejamiento resultante del reflejo flexor depende del nervio sensitivo estimulado. Así un estímulo doloroso en la parte interna de un miembro desencadenará no sólo un reflejo flexor del mismo, sino que contraerá también los músculos abductores para separar el miembro hacia afuera.

Reflejo tendinoso de Golgi

Conocemos que el órgano tendinoso de Golgi reconoce la tensión aplicada al tendón por la contracción muscular. Las señales reconocidas por el órgano tendinoso pasan a la médula espinal, donde producen reflejos que afectan a todo el músculo (Figura 14). Sin embargo, este reflejo es completamente inhibitorio o sea, exactamente contrario al reflejo del huso muscular. La señal proveniente del órgano tendinoso excita neuronas internunciales inhibidoras, que a su vez inhiben las motoneuronas del asta anterior correspondiente al músculo en cuestión.

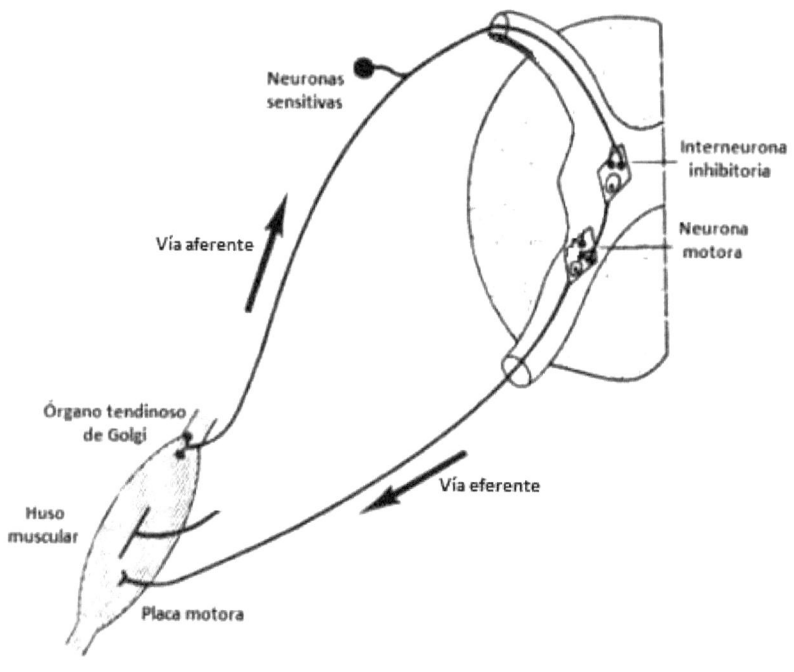

Figura 14 Reflejo tendinoso de Golgi

Cuando es muy grande la tensión aplicada al músculo y por lo tanto al tendón, el efecto inhibidor debido al órgano tendinoso puede ser tal, que produce relajación brusca de todo el músculo. Este fenómeno se denomina ¨Reacción de alargamiento o fenómeno de la navaja¨; probablemente constituya un mecanismo de protección para evitar desgarramientos musculares o arrancamientos de las inserciones tendinosas. Sabemos, por ejemplo, que la estimulación eléctrica directa de los músculos en el laboratorio a veces puede dar lugar a estos efectos destructores. Sin embargo, parece mucho más importante que esta reacción de protección, la función del reflejo tendinoso como parte de la regulación automática global de la contracción muscular que explicamos a continuación.

Así como el reflejo de tracción constituye un mecanismo de retroalimentación para regular la longitud del músculo, el reflejo tendinoso podría teóricamente constituir un mecanismo automático de retroalimentación para regular la tensión muscular; o sea, si la tensión sobre el músculo es muy grande, la inhibición originada en el órgano tendinoso la reduce hasta un nivel menor soportable, Por otra parte, si la tensión es muy pequeña desaparecen los impulsos del órgano tendinoso y esta pérdida de inhibición permite que las motoneuronas del asta anterior se activen otra vez, lo que aumenta la tensión muscular y restablece su nivel normal.

Una utilidad evidente, de un mecanismo que establezca el grado de tensión muscular sería el permitir que los distintos músculos aplicaran un cierto grado de fuerza independientemente de cual fuera su longitud, ya que sin un mecanismo de este tipo los músculos modifican su fuerza de contracción cuando hay un cambio en la longitud.

<u>Reflejo del exterior cruzado</u>
Aproximadamente 0,2 a 0,5 de segundo después que un estímulo desencadena un reflejo flexor en una extremidad, empieza a extenderse la extremidad opuesta. Esto reflejo recibe el nombre de

reflejo extensor cruzado. La extensión de la extremidad opuesta, evidentemente puede impulsor todo el cuerpo alejándolo del objeto que causa el estímulo doloroso.

Las señales de los nervios sensitivos cruzan al lado opuesto de la médula para causar reacciones absolutamente inversas a las originadas por el reflejo flexor. Como generalmente no empieza hasta 0.2 s después del estímulo doloroso inicial, de seguro que en el circuito entre la neurona sensitiva de entrada y las neuronas motoras del lado opuesto de la médula responsable de la extensión cruzada hay varias neuronas intercaladas.

Además, una vez que el estímulo doloroso se ha suprimido, el reflejo extensor cruzado prosigue por un período de tiempo más largo todavía, debido a una descarga ulterior más prolongada que en el reflejo flexor. Se ha señalado que esta descarga ulterior prolongada resulta de circuitos oscilantes entre las células internunciales. Figuras 15 y 15a.

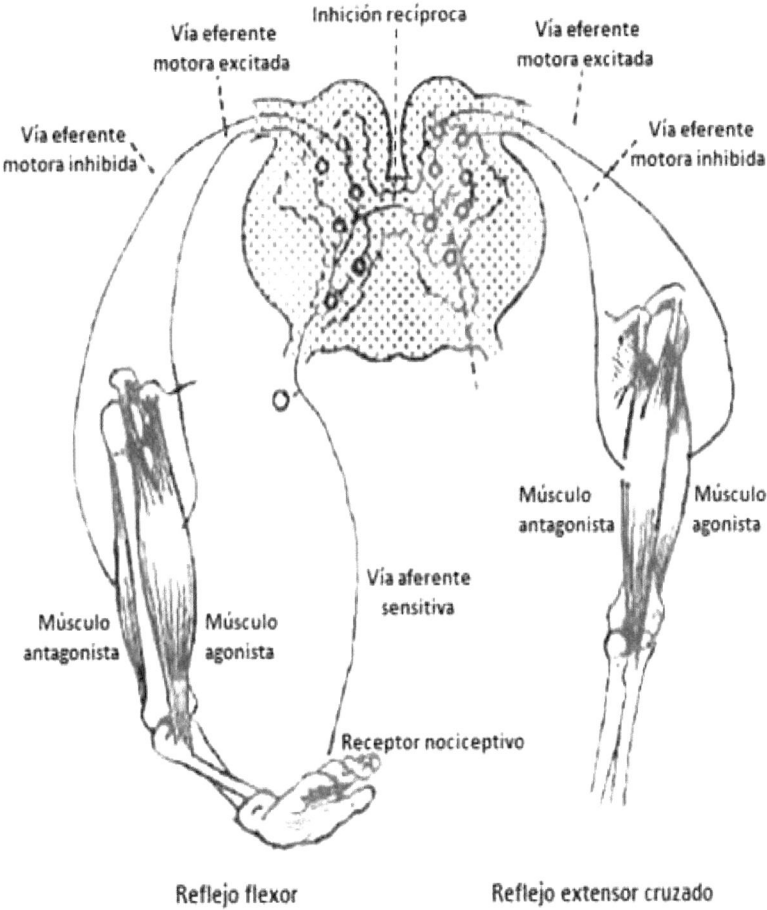

Figura 15 Reflejo del extensor cruzado (modificado de Guyton, A.C.)

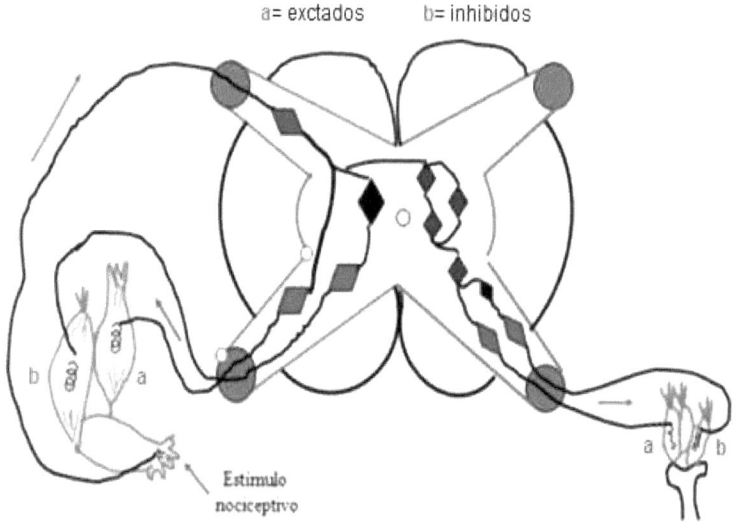

Figura 15a Esquematización del reflejo extensor cruzado

En la Figura 16 se ilustra el miograma de un músculo que ha intervenido en un reflejo extensor cruzado. Muestra el tiempo de latencia relativamente prolongado antes que el reflejo comience, y también la descarga ulterior muy prolongada hasta después de dejar de actuar el estímulo. La descarga ulterior prolongada es útil para mantener todo el cuerpo alejado del objeto causante del dolor, hasta que otras reacciones neurógenas logran alejarlo más todavía.

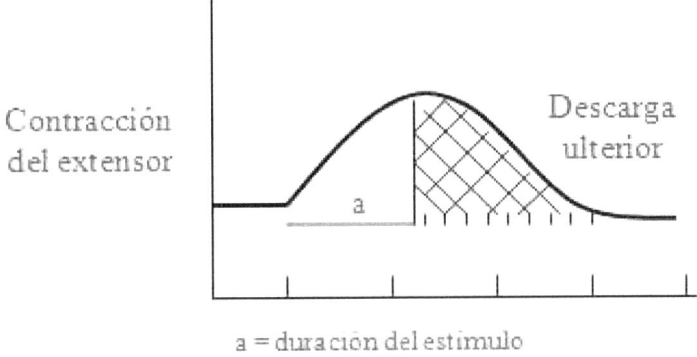

Figura 16 Miograma de un reflejo extensor cruzado

Exactamente de la misma manera que un estímulo doloroso de una zona determinada del cuerpo produce una "posición final de alejamiento" también causan una "posición final de extensión" en el lado opuesto del cuerpo. La posición final es diferente para cada nervio sensitivo estimulado.

Inervación recíproca

Conocemos que la excitación de un grupo de músculos muchas veces se asocia con inhibición de otro grupo. Ej.: cuando la tracción de un músculo ocasiona la contracción del mismo por el reflejo miotático, simultáneamente inhibe los músculos antagonistas. Se trata del fenómeno de "Inhibición recíproca" y el mecanismo neuronal que origina esta relación recíproca recibe el nombre de "Inervación recíproca". Análogamente, hay relaciones recíprocas entre los dos lados de la médula, según demuestran los reflejos flexores y extensores que hemos descrito.

También el principio de inervación recíproca es importante en la mayor parte de los reflejos medulares que sirven para la locomoción, pues ayuda a mover una extremidad hacia adelante mientras origina el movimiento hacia atrás de la otra extremidad. Ejemplo: Durante el desarrollo de un reflejo flexor moderado, pero prolongado, de una extremidad, se desencadena otro reflejo flexor más intenso aún en la extremidad opuesta, provocando inhibición recíproca de la primera extremidad. La supresión del reflejo poderoso permite que aparezca nuevamente el primero con intensidad manifiesta.

Fatiga de los reflejos. Rebote

La Figura 17 ilustra que el reflejo flexor empieza a "fatigarse" al cabo de unos segundos de iniciado. Este es un efecto común en la mayor parte de los reflejos medulares, como en otros muchos reflejos del sistema nervioso central; es el resultado de una disminución progresiva de la excitabilidad de algunas de las neuronas en los circuitos reflejos, para unos autores y para otros por el agotamiento de los mediadores químicos en las sinapsis del reflejo.

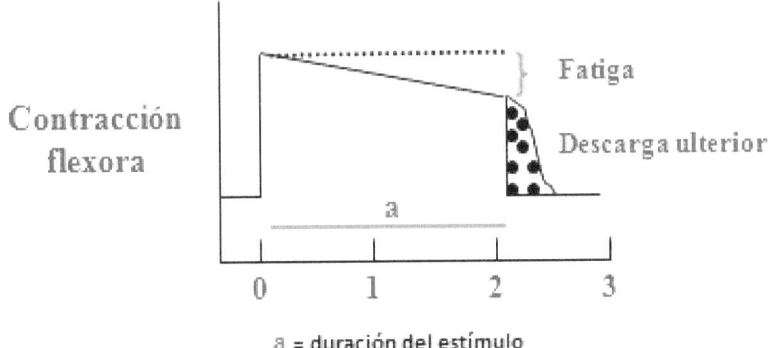

a = duración del estímulo

Se observa que ocurre una rápida iniciación del reflejo y un período de descarga ulterior después que el estímulo ha terminado

Figura 17 Miograma de un reflejo flexor (según Guyton, A.C.)

Otro efecto estrechamente relacionado con la fatiga es el "rebote" significa que inmediatamente después de terminado un reflejo un segundo reflejo del mismo tipo resulta mucho más difícil de provocar durante cierto tiempo. Sin embargo, por la inervación recíproca los reflejos de los músculos antagonistas se desencadenan más fácilmente durante el mismo período de tiempo. Por ej.: si ocurre un reflejo flexor en una extremidad izquierda, durante unos cuantos segundos después, un segundo reflejo flexor resultará difícil de establecer, pero un reflejo extensor en la misma extremidad estará muy aumentado. El rebote constituye uno de los mecanismos más importantes por virtud de los cuales se producen los movimientos de vaivén rítmicos necesarios para la locomoción.

Reflejos de postura y locomoción

Analizaremos solamente algunos de los reflejos relacionados con la postura y la locomoción.

Reacción positiva de sostén

La presión en la planta de la pata en un animal espinal descerebrado hace que la extremidad se extienda contra la presión aplicada. Este reflejo es tan intenso que un animal descerebrado puede colocarse sobre sus patas y esta presión sobre la planta por vía refleja produce envaramiento suficiente de las extremidades para que puedan soportar el peso del cuerpo, el animal se queda de pié en posición rígida. Este reflejo se denomina "reacción positiva de sostén".

La reacción positiva de sostén incluye un circuito complejo en las células internunciales similar a los responsables de los reflejos flexor y extensor cruzado. Además, el principio de posición final se aplica a este reflejo como se aplica al reflejo flexor y al del extensor cruzado, es decir, la presión sobre el extremo de la pata origina una posición final definida en que la extremidad queda en extensión.

Reacción magnética

Sí se aplica la presión en un lado del pié, éste se mueve en la misma dirección; si la presión se desplaza hacia delante el pié se nueve hacia delante; si se desplaza hacia atrás también se mueve hacia atrás. En consecuencia, la planta del pié se halla constantemente extendida contra la presión que se le está aplicando. Esta es la denominada "reacción magnética"; evidentemente, ayudará a sostener el equilibrio, pues si el animal tiende a caerse hacia un lado, este lado de la planta será estimulado y la extremidad correspondiente automáticamente se extenderá hacia el lado de la caída para impulsar el cuerpo hacia la dirección opuesta.

Reflejos medulares de enderezamiento

Cuando un gato o un perro espinal ya restablecido se dejan acostados sobre un lado, harán intentos incoordinados para recuperar la posición exacta. Es el denominado "reflejo medular de enderezamiento". Demuestra que en la médula espinal hay por lo menos parcialmente integrado reflejos relativamente complicados asociados con la postura. De hecho, un perrito con sección de la médula torácica bien curada puede levantarse muy bien del decúbito lateral y puede incluso andar sobre sus patas posteriores.

Reflejo de marcha rítmica en una extremidad aislada

Es frecuente observar movimientos rítmicos de marcha en las extremidades de animales espinales. Inclusive cuando la porción lumbar está separada del resto de la médula y se ha realizado una sección longitudinal hasta el centro de la médula para bloquear las conexiones neuronales entre las dos extremidades, cada una de las extremidades posteriores puede seguir efectuando movimientos de marcha. La flexión hacia delante de la extremidad va seguida de extensión hacia atrás. Luego se produce una nueva flexión y el ciclo se repite una y otra vez.

Esta oscilación en uno y otro sentido entre los músculos flexores y extensores parece resultar principalmente de inhibición recíproca y rebote. En otras palabras, la flexión hacia delante de la extremidad causa inhibición recíproca de los músculos extensores; pero poco después empieza a desaparecer la flexión; cuando esto ocurre, la excitación por rebote de los extensores hace que la pata se nueva hacia abajo y atrás. Después que la extensión ha continuado por cierto tiempo, vuelvo a desaparecer, y van seguida de excitación de rebote de los músculos flexores.

Otro reflejo que pudiera participar en el tipo de marcha rítmica de una extremidad asilada es el reflejo de extensión iniciado por la tracción de las terminaciones secundarias de los husos musculares, la extensión hacia abajo de la extremidad puede desencadenar tal reflejo y hacer que la pata se eleve nuevo.

Así pues, en la médula se dispone de diferentes circuitos neuronales para causar oscilación continua de una extremidad en forma de marcha. Sin embargo, este reflejo no es esencial para loe movimientos de marcha, porque éstos todavía pueden producirse cuando están bloqueadas las señales de retroalimentación de los músculos.

Marcha recíproca en extremidades opuestas

Si la médula lumbar no está seccionada hasta su centro, cada vez que ocurre un movimiento de marcha en dirección anterior en una de las patas, la opuesta suele tener movimientos de marcha dirigidos hacia atrás. Este efecto resulta de inervación recíproca en las dos extremidades.

Marcha en diagonal de las cuatro extremidades: el reflejo de la marcha

Si un animal descerebrado se mantiene separado de la mesa quirúrgica y se permite que sus extremidades se caigan, como es mostrado en la Figura 18, la extensión de las extremidades puede desencadenar reflejos de marcha que incluyen las cuatro patas.

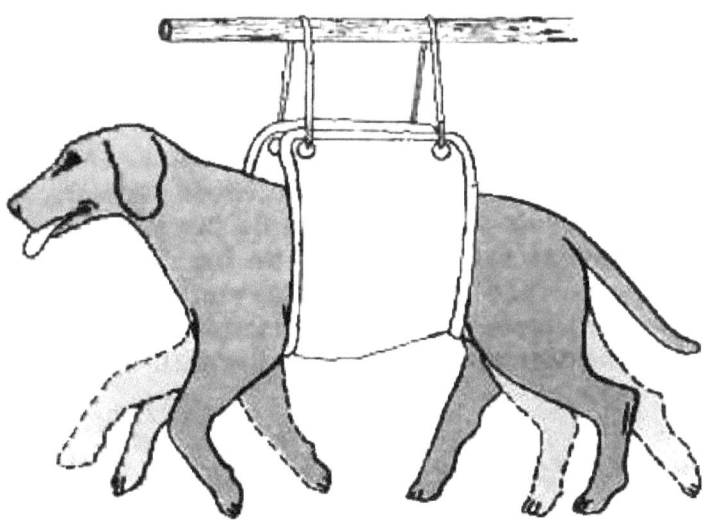

Figura 18 Movimientos diagonales durante la marcha en un animal medular (tomado de Guyton, A. C.)

En general, la marcha ocurre en forma diagonal entre las extremidades anteriores y las posteriores. Así, la extremidad posterior derecha y la anterior izquierda se mueven juntas hacia atrás, mientras que la anterior derecha y la posterior izquierda se mueven hacia adelante.

Esta respuesta diagonal es otra manifestación de inervación recíproca, que esta vez ocurre en toda la distancia en uno y otro sentido de la médula entre las extremidades anteriores y las posteriores. Este tipo de marcha recibe el nombre de "reflejo de la marcha".

Reflejo del galope
El reflejo del galope ambas extremidades anteriores se mueven hacia atrás al unísono, mientras que las posteriores se mueven hacia adelante. Si se aplican estímulos de presión o tracción casi igual a extremidades opuestas al mismo tiempo, es posible desarrollar este reflejo de galope; la estimulación desigual de un lado desencadenará el reflejo de marcha en diagonal. Esto se corresponde a la conducta normal de la marcha y del galope, pues al andar sólo se estimula una extremidad de una vez, y ello conduce a la marcha continuada. Inversamente cuando el animal golpea el suelo durante el galope las extremidades de ambos lados son estimuladas aproximadamente por igual, evidentemente ello predispone a seguir galopando y, por lo tanto, a continuar este tipo de movimiento diferente de la marcha.

Reflejo de rascado

Un reflejo medular especialmente importante en algunos animales es el reflejo de rascado, que se pone en marcha cuando se percibe una sensación de prurito o de cosquilleo. Abarca dos funciones: 1) una sensibilidad postural que permite a la garra o la zarpa encontrar el punto exacto de irritación sobre la superficie del cuerpo y 2) un movimiento de vaivén para el rascado.

La sensibilidad pastoral del reflejo de rascado es una función muy evolucionada. Si se mueve una pulga por una región tan anterior como el hombro de un animal espinal, la garra posterior aún es capaz de encontrar este punto, pese a que para poder alcanzarlo han de contraer 19 músculos a la vez en la extremidad según un patrón preciso. Para complicar todavía más este reflejo, cuando la pulga cruza la línea media, la primera garra deja de rascar y la opuesta comienza sus movimientos de vaivén y acaba por encontrarla.

El movimiento de vaivén, igual que los movimientos de la marcha para la locomoción, implica circuitos de inervación recíproca que den lugar a la oscilación.

Capítulo 3 El nivel encefálico bajo de integración nerviosa

Funciones motoras del tallo cerebral

El tallo cerebral es una extensión compleja de la médula espinal. Reúne gran número de circuitos neuronales para controlar la respiración, función cardiovascular, función gastrointestinal, movimientos oculares, sostén del cuerpo contra la gravedad y muchos movimientos estereotipados especiales del cuerpo.

Formación reticular y sostén del cuerpo contra la gravedad

EL tallo cerebral o tranco del encéfalo comprende; bulbo, protuberancia, mesencéfalo, diencéfalo y pedúnculos cerebrales, toda la extensión del tallo cerebral, en la protuberancia, bulbo, mesencéfalo e incluso en porciones del diencéfalo hay áreas de neuronas difusas que, en conjunto, reciben el nombre de formación reticular.

En la Figura 20 se observa la extensión de la formación reticular, que empieza en el extremo superior de la médula y se extiende hasta: el hipotálamo, los lados del tálamo, incluso hacia arriba a través de la parte media del tallo. El extremo inferior de la formación reticular se continúa con las células internunciales de la médula; de hecho, la formación reticular del tallo cerebral funciona en una forma muy similar a como lo hace el sistema internuncial de la médula.

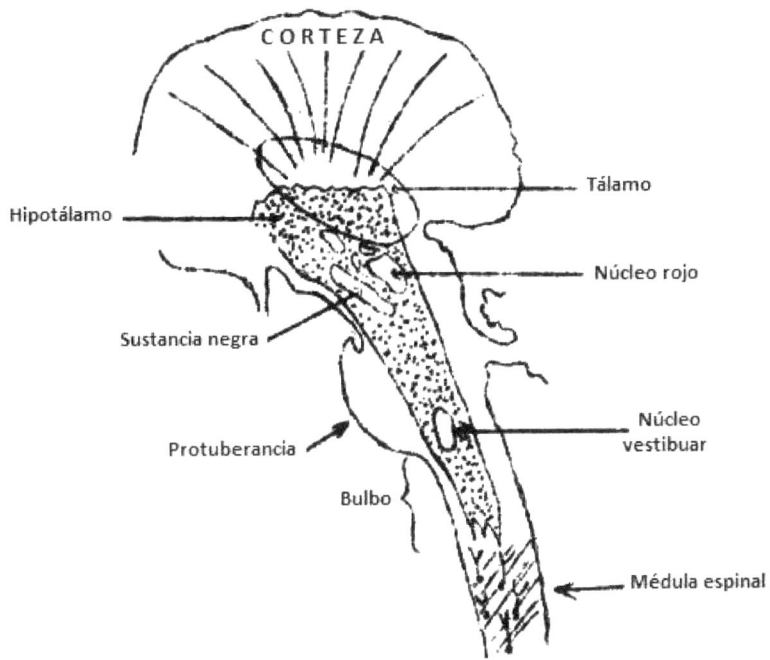

Figura 20 La formación reticular y núcleos asociados

Dispersos en la formación reticular se hallan muchos pequeños núcleos especiales, algunos de los cuales tienen función motora y otros tienen función sensitiva. Estos núcleos en estrecha relación con las neuronas reticulares difusas cubren muchas de las actividades motoras subconscientes del cuerpo.

Regiones excitadoras e inhibidoras de la formación reticular

Con mucho la mayor parte de la formación reticular es excitadora, incluye la formación reticular de protuberancia, mesencéfalo y diencéfalo. Además, las porciones de la formación reticular en las partes laterales de la formación reticular en el bulbo también son excitadoras. Estas zonas se conocen globalmente con el nombre de zona facilitadora bulborreticular. La estimulación difusa de esta zona facilitadora produce un aumento general del tono muscular en toda la economía o en zonas localizadas.

Una pequeña porción de la formación reticular, localizada en la porción ventromedial del bulbo, tiene principalmente funciones inhibidoras y se conoce como zona bulborreticular inhibidora. La estimulación difusa a este nivel disminuye el tono de la musculatura del cuerpo.

Las regiones facilitadoras bulbares de la formación reticular son excitables intrínsecamente, o sea que si no son inhibidas por señales procedentes de otras partes del sistema nervioso, por ellas mismas tienen tendencia natural a producir impulsos nerviosos continuos. Así cuando La porción facilitadora de la formación reticular no es inhibida por señales procedentes de otros orígenes, trasmite impulsos continuos a los músculos esqueléticos de toda la economía, Pero en el animal normal hay señales inhibidoras disponibles continuamente que proceden de los ganglios básales y de la corteza cerebral para evitar que la zona facilitadora reticular esté hiperactiva.

Si provocamos una descerebración en un animal, es decir obtenemos un animal descerebrado, la supresión de las partes altas del sistema nervioso excluye esta inhibición y permite que la zona facilitadora reticular se vuelva tónicamente activa, lo cual provoca rigidez de los músculos esqueléticos en todo el cuerpo, es la llamada rigidez de descerebración.

Por otra parte, cuando se corta el tallo a un nivel ligeramente por debajo de los núcleos vestibulares, se bloquean casi todas las regiones de la zona reticular facilitadora, y la mayor parte de los músculos del cuerpo presentan flaccidez completa.

Sostén del cuerpo contra la gravedad
Cuando una persona o animal están en posición erecta, se trasmiten impulsos continuos desde la formación reticular y núcleos vecinos en particular de los núcleos vestibulares hacia la médula espinal y de ahí a los músculos extensores para poner rígidas las extremidades. Esto permite que tales extremidades sostengan el peso del cuerpo contra la gravedad, Estos impulsos se trasmiten principalmente por vía de los fascículos reticulospinal y vestibulospinal.

La índole excitadora normal de la parte alta de la formación reticular proporciona gran parte de la excitación intrínseca necesaria para mantener el tono de los músculos extensores. Sin embargo, el grado de actividad de cada uno de los músculos extensores depende de mecanismos de equilibrio. Si el animal empieza a caer hacia un lado, los músculos extensores de dicho lado se ponen tensos mientras los del lado opuesto se relajan. Efectos similares se producen cuando tiende a caer hacia adelante o atrás.

Esencialmente, la formación reticular brinda la energía nerviosa para sostener el cuerpo contra la gravedad. Pero otras estructuras, en particular el aparato vestibular, controlan el grado relativo de contracción de extensores en las diferentes partes del cuerpo, lo cual asegura la función del equilibrio.

Sensaciones vestibulares y mantenimiento del equilibrio: el aparato vestibular

El aparato vestibular es el órgano sensorial que capta informaciones relacionadas con el equilibrio. Se compone de un laberinto óseo que contiene al laberinto membranoso, este último es el verdadero receptor. Figura 21

El laberinto membranoso, observado en la figura, está formado principalmente por el caracol, los tres conductos semicirculares y dos cámaras grandes denominadas utrículo y sáculo.

El caracol interviene en la audición y no tiene que ver con el equilibrio; el sáculo podría intervenir en la audición, la identificación de las vibraciones, o quizás el equilibrio en algunos animales inferiores, pero es probable que en el hombre no tenga función. Sin embargo, el utrículo y los conductos semicirculares son de enorme importancia en el mantenimiento del equilibro.

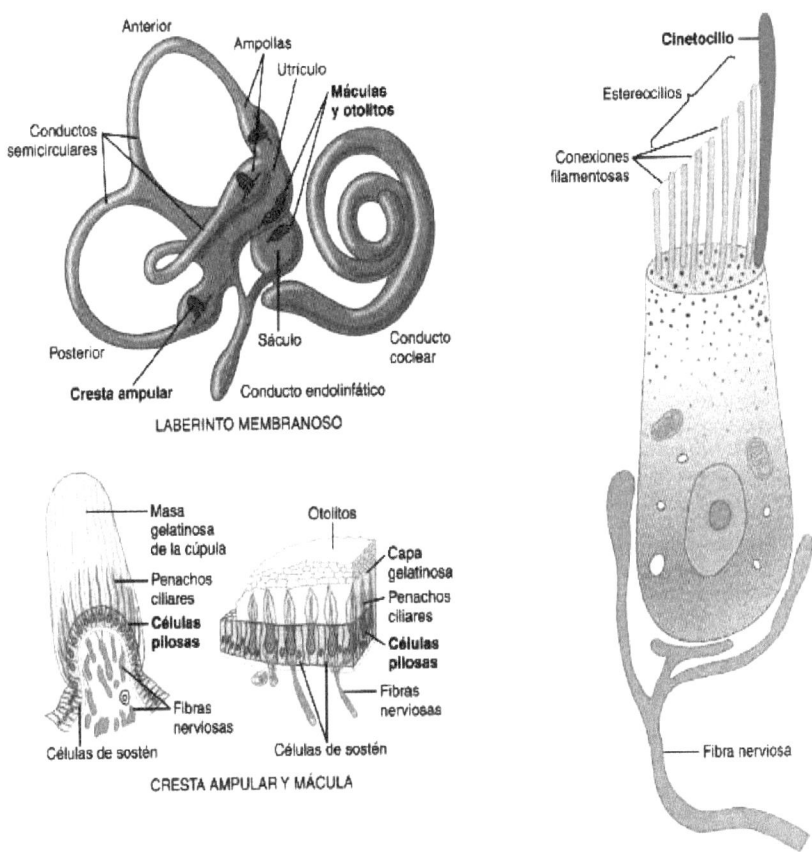

Figura 21 El aparato vestibular (tomado de Guyton, A.C.)

El utrículo

En el utrículo se halla localizada la mácula (Figura 21) revestida de una capa gelatinosa donde están incluidas varias pequeñas masas óseas denominadas otoconias. También hay en la mácula células ciliadas que proyectan sus cilios en la capa gelatinosa. Alrededor de estas células ciliadas hay arrollados axones sensitivos del nervio vestibular; la inclinación del cilio hacía un lado trasmite los impulsos que indican al sistema nervioso central la posición relativa de las otoconias en la masa gelatinosa que recubre la mácula. Por lo tanto, el peso de las otoconias comprimiendo los acúmulos de cilios proporciona señales desde el utrículo; estas señales, a su vez, son trasmitidas por vías nerviosas adecuadas hacia el encéfalo, que así controla el equilibrio.

Los conductos semicirculares

Los tres conductos semicirculares en cada aparato vestibular (Figura 21), conocidos respectivamente como anterior, posterior, y lateral (horizontal) mantienen una disposición perpendicular entre sí de manera que representan los tres planos del espacio. Cuando la cabeza se inclina unos 300 hacia adelante, los dos conductos semicirculares laterales quedan aproximadamente en posición casi horizontal con relación a la superficie de la tierra; los anteriores están en un plano vertical que se proyecta hacia adelante y 450 grados hacia afuera, mientras que los conductos posteriores también se hallan en planos verticales que se proyectan hacia atrás y 450 hacia afuera. Es necesario aclarar que su orientación varía según la especie animal.

En las ampollas de los conductos semicirculares, hay pequeñas crestas denominadas cresta acústica (Figura 21); en la parte alta de la cresta hay otra masa gelatinosa; denominada cúpula. En la cúpula se proyectan cilios procedentes de las células ciliadas de la cresta ampollosa, y estas células pilosas, a su vez, se hallan unidas a fibras nerviosas sensibles, que pasan hacia el nervio vestibular. La inclinación de la cúpula hacia un lado debida a una corriente de endolinfa, estimula las células ciliadas y manda señales apropiadas a través del nervio vestibular, para que el sistema nervioso central tenga conocimiento del movimiento en el conducto respectivo.

Cada conducto semicircular posee una dilatación en uno de sus extremos llamada "ampolla" y tanto los conductos como la ampolla están llenos de un líquido denominado "endolinfa". El flujo de este líquido a través de uno de los conductos y de su ampolla excita el órgano sensitivo en esta último del modo siguiente. La Figura 22 muestra una pequeña cresta en cada ampolla denominada "cresta ampular o cresta acústica". En la parte superior de esta cresta hay una masa tisular gelatinosa laxa, la "cúpula".

Cada célula ciliada tiene gran número de cilios muy pequeños, y un cilio grande llamado cinocilio. Este cinocilio se encuentra siempre del mismo lado respecto a la orientación de la célula sobre la cresta de la ampolla. Ello puede explicar la sensibilidad direccional de las células ciliadas; o sea, el hecho de que se estimulen cuando los cilios se doblan en una dirección y se inhiban cuando se doblen en dirección opuesta.

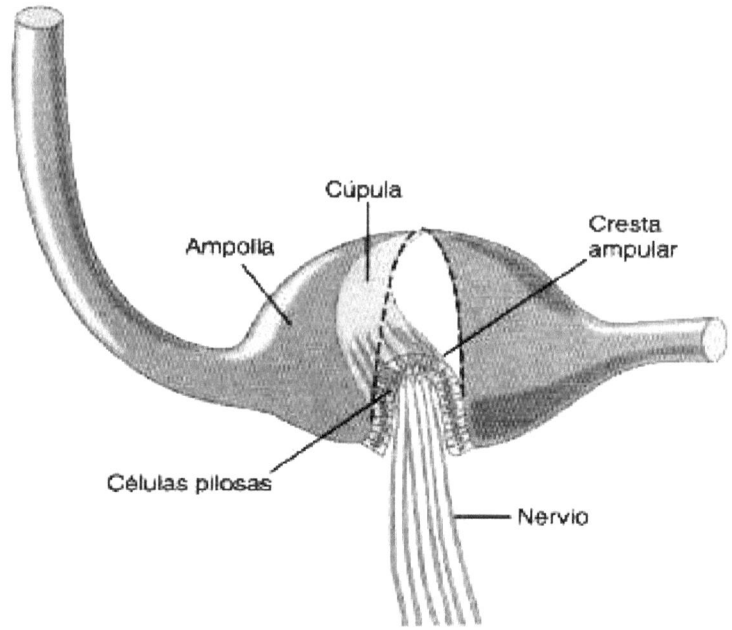

Figura 22 Movimiento de la cúpula y los cilios dentro de ella al comienzo de la rotación (tomado de Guyton, A.C.)

En la médula del utrículo, las distintas células ciliadas tienen orientaciones variables, lo que permite que resulten estimulados conjuntos diferentes de células para cada posición específica de la cabeza en el espacio.

La mayor parte de las fibras nerviosas vestibulares terminan en los núcleos vestibulares, localizados aproximadamente en la unión de la protuberancia y bulbo, pero algunas pasan sin hacer sinapsis y terminan en loa lóbulos floculonodulares del cerebelo y en otras regiones del cerebelo y tallo encefálico. Las fibras que terminan en los núcleos vestibulares hacen sinapsis con neuronas de segundo orden que, a su vez, mandan fibras hacia el lóbulo flóculo-nodular, la corteza y otras porciones del cerebelo, el haz vestibulospinal, el haz longitudinal posterior y otras partes del tallo encefálico, en particular los núcleos reticulares.

La vía primaria de los reflejos del equilibrio comienza en los nervios vestibulares, pasa luego a los núcleos vestibulares y finalmente a los núcleos reticulares del tallo cerebral. Los núcleos reticulares, a su vez, controlan el juego mutuo de facilitación e inhibición de los músculos extensores, con lo cual controlan automáticamente el equilibrio.

Sin embargo, la destrucción de los lóbulos flóculo-nodulares del cerebelo causa esencialmente los mismos trastornos del equilibrio que las pérdidas de los conductos semicirculares. Por lo tanto, indudablemente los reflejos del equilibrio iniciados en los conductos semicirculares necesitan la función de los lóbulos floculonodulares del cerebelo, como la de los núcleos reticulares del tallo cerebral.

Función del utrículo en el mantenimiento del equilibrio estático
La atracción gravitatoria sobre las otoconias hace que éstas ejerzan presión continua sobre los penachos de pelos maculares en los utrículos, y esto informa al sistema nervioso central, de la cabeza

con respecto a la fuerza de la gravedad. La densidad de las otoconias es casi tres veces mayor que la del líquido y tejidos vecinos; en consecuencia, doblan los penachos de pelos hacia adelante cuando la cabeza se inclina hacia adelante, hacia atrás cuando la cabeza se inclina hacia atrás y a un lado cuando la cabeza se inclina hacia él.

Tiene importancia especial el hecho de que las diferentes células ciliadas se hallen orientadas en diferentes direcciones en las máculas de manera que con diferentes posiciones de la cabeza son estimuladas diversas células ciliadas. El tipo de estimulación de las diferentes células indica al sistema nervioso central la posición de la cabeza con respecto a la fuerza de la gravedad. A su vez, los núcleos reticulares excitan reflejamente los músculos adecuados para lograr un buen equilibrio.

Descubrimiento de la aceleración lineal por el utrículo
Cuando el cuerpo bruscamente es impulsado hacia adelante, las otoconias que tienen mayor inercia que los líquidos que la rodean, se desplazan hacia atrás sobre los penachos de pelos, y el sistema nervioso central recibe información acerca del trastorno del equilibrio; la consecuencia es que el individuo tenga la sensación de que está cayéndose hacia atrás.

Ello hace que automáticamente incline el cuerpo hacia adelante, su inclinación hacia adelante desplaza las otoconias en la misma dirección. Así pues el cuerpo automáticamente se inclina más y más hacia adelante, hasta que el desplazamiento anterior de las otoconias corresponden exactamente a la tendencia que tienen para desplazarse hacia atrás a consecuencia de la aceleración lineal. Llegado a este punto, el sistema nervioso central percibe una sensación de equilibrio y, por lo tanto, ya no desplaza más el cuerpo hacia adelante. Mientras el grado de aceleración lineal se mantiene constante y el cuerpo sigue en esta inclinación hacia adelante, el individuo no cae hacia adelante ni hacia atrás. Así pues, las otoconias aseguran el mantenimiento del equilibrio durante la aceleración lineal de la misma manera que operan para el equilibrio estático.

Las otoconias no operan por descubrir movimiento lineal, Ej.; cuando un corredor comienza a correr, se inclina hacia adelante para mantener el equilibrio, a causa de la resistencia del aire contra su cuerpo, en este caso no son las otoconias las que le obligan sin inclinarse, sino la presión del aire actuando sobre los órganos sensibles a la presión en la piel, que inician adecuadas adaptaciones de equilibrio para evitar la caída.

La detección por los conductos semicirculares de la rotación de la cabeza
Cuando la cabeza empieza bruscamente a girar (rotar) en cualquier

dirección, lo que es denominado "aceleración angular", la endolinfa en un conducto semicircular o en varios, por virtud de su inercia, tiende a seguir estacionario mientras los conductos semicirculares giran. Ello origina un flujo relativo de líquido en los conductos y a través de la ampolla, lo que inclina la cúpula hacia un lado en dirección opuesta a la rotación de la cabeza; la cúpula y los cilios incluidos en la ampolla de los conductos semicirculares se inclinarán en dirección al movimiento del líquido.

La Figura 23 indica la descarga de una sola célula ciliada en la cresta ampollar cuando se hace girar el animal 40 s., demostrando que: 1) incluso cuando la cúpula se halla en posición de reposo la célula ciliada emite una descarga tónica de aproximadamente 15 impulsos/s.; 2) cuando el animal se somete a rotación, los cilios se inclinan hacia un lado y la intensidad de descarga de la célula ciliada cede gradualmente en unos 20 s.

El motivo de esta adaptación del receptor es que al cabo de un segundo o más de rotación, la fricción en el conducto semicircular hace que la endolinfa gire tan rápidamente como su propio conducto semicircular, transcurridos otros 15-20 s. la cúpula vuelve lentamente a su posición de reposo en la parte central de la ampolla. Cuando la rotación bruscamente cesa, ocurre exactamente a la inversa; la endolinfa continúa girando mientras el conducto semicircular ya se paró. Esta vez la cúpula se inclina en sentido opuesto, de manera que la célula pilosa deja de mandar descarga. Después de unos cuantos segundos, la cúpula regresa gradualmente a suposición de reposo, en unos 20 s. lo cual permite que vuelva a iniciarse la descarga de las células hasta su nivel tónico normal.

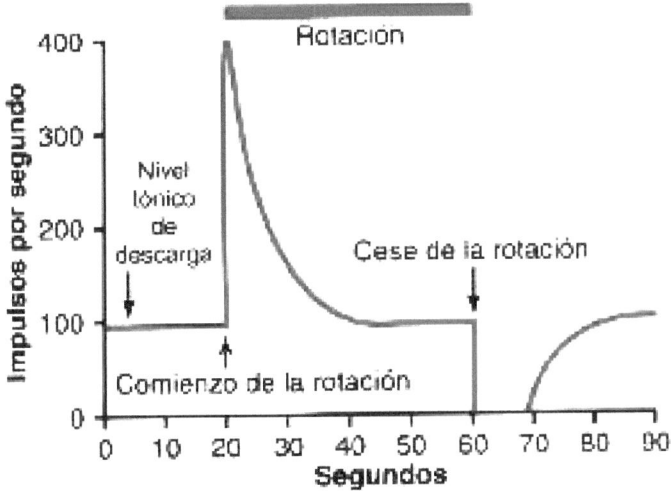

Figura 23 Gráfico de la respuesta de una célula pilosa al iniciarse el giro de la cabeza y cuando se detiene el mismo (según Guyton, D.C.)

Así, pues los conductos semicirculares transmiten una señal cuando la cabeza empieza a girar y cuando deja de girar. Además responden a la rotación en cualquier plano: horizontal, sagital o coronal, pues siempre se produce desplazamiento de líquidos por lo menos en un conducto semicircular.

En resumen, los conductos semicirculares descubren la intensidad de cambio de la rotación de la cabeza en cualquier plano, lo que recibe el nombre de aceleración angular, es decir variaciones de la velocidad de rotación. Un movimiento de velocidad uniforme no es percibido por el aparato vestibular.

La aceleración angular necesaria para estimular los conductos semicirculares en el hombre es en promedio 1 grado/s./s. Es decir, cuando se empieza a girar, la velocidad de rotación deberá ser cono mínimo de 1 grado/s. al final del primer segundo; 2 grados/s. al final del segundo, 3 grados/s. al final del tercer segundo, y así sucesivamente, para que pueda descubrirse que la rotación está aumentando.

La función "predictiva" de los conductos semicirculares para mantener el equilibrio

Como los conductos semicirculares no descubren que el cuerpo está fuera de equilibrio en dirección anterior, lateral o posterior, la primera interrogante que habría que hacerse es: ¿Cuál es la función de los conductos semicirculares para el mantenimiento del equilibrio? Todo lo que descubren es que la cabeza está empezando a girar o deja de girar en una u otra dirección, Por lo tanto, posiblemente la función de los conductos semicirculares no debe ser mantener el equilibrio estático, ni el equilibrio durante la aceleración lineal o cuando un individuo queda expuesto a fuerzas centrífugas constantes. Sin embargo, la pérdida de función de los conductos semicirculares hace que el individuo conserve mal su equilibrio, especialmente si efectúa movimientos rápidos y complicados.

La función de ellos es mejor comprendida con este ejemplo: si un sujeto, está corriendo hacia adelante, y de manera brusca gira hacia un lado, quedará fuera de equilibrio en un segundo aproximadamente, a menos que se hayan producido las correcciones por adelantado. Como el utrículo no descubre que se halla fuera de equilibrio hasta después que esto ya ha ocurrido, los conductos semicirculares ya habrán descubierto que el individuo está empezando a girar, y esta Información puede fácilmente indicar al sistema nervioso central que el individuo va a quedar fuera de equilibrio al cabo de unos segundos aproximadamente, si no se efectúa alguna corrección. Es decir, los conductos semicirculares predicen que va a producirse un trastorno del equilibrio antes que ocurra, y por lo tanto, hacen que los centros del equilibrio pongan en juego las porciones adecuadas. De esta forma no es necesario perder el equilibrio entes de empezar a corregirse la situación.

<u>Nistagmo causado por estimulación de los conductos semicirculares</u>
Los estímulos del aparato vestibular provocan toda una serie de reacciones reflejas desencadenadas por los cambios bruscos de orientación de un animal en el espacio, que le ayudan a conservar el equilibrio y la postura. Como ejemplo solamente analizaremos el nistagmo ocasionado por los movimientos de rotación.

Cuando un hombre o animal efectúa un movimiento de rotación, los ejes ópticos de los ojos continúan girando en la dirección inicial durante cierto tiempo, el eje óptico del ojo se desvía en sentido opuesto al de la rotación. En el caso de una rotación a la izquierda, al principio los ojos girando hacia la derecha (fase lenta ó componente lento) y después se llevan bruscamente, de golpe, hacia el eje medio (fase rápida o componente rápido). Si se detiene bruscamente el movimiento de rotación, los ojos continúan desplazándose durante un instante en sentido opuesto.

Se dice que el sentido del nistagmo apunta hacia el lado en cuyo sentido realiza el movimiento rápido, el ejemplo descrito es un nistagmo hacia la izquierda. Según el plano en que se efectúan los movimientos oculares, se distinguen nistagmo horizontal, vertical y rotatorio.

El componente lento del nistagmo es iniciado por los conductos semicirculares del aparato vestibular, el componente rápido es iniciado por centros localizados en el tallo encefálico, muy próximos a los núcleos de los nervios motores oculares externos.

Los tubérculos cuadrigéminos
El mesencéfalo o cerebro medio es una pequeña formación cerebral situada entre la protuberancia anular o puente de Varolio y los hemisferios cerebrales, debajo del cuerpo calloso; consta de una

parte dorsal, los tubérculos cuadrigéminos, y una ventral, los pedúnculos cerebrales.

Los tubérculos cuadrigéminos son cuatro eminencias redondas que se encuentran por debajo y en situación posterior con respecto a los hemisferios cerebrales que tienen gran importancia en la coordinación de los siguientes reflejos:
- Visuales, como rotación de los ojos y la cabeza en dirección al estímulo visual.
- Auditivos, como la rotación de la cabeza en dirección a los estímulos acústicos.

En los primeros reflejos están implicados los tubérculos cuadrigéminos anteriores o inferiores (reflejos visuoespinales) y en los segundos están comprometidos los tubérculos cuadrigéminos posteriores o superiores (reflejos audioespinales).

Estas relaciones de los tubérculos cuadrigéminos con los reflejos visuales y auditivos les confiere a los mismos gran importancia en la vida de relación animal. La extirpación de los tubérculos cuadrigéminos alteran estos movimientos reflejos.

Funciones de los ganglios basales
Anatomía fisiológica de los ganglios basales
No es importante tratar la anatomía de los ganglios basales, pues es

compleja y mal conocida, por ello solo describiremos lo más importante de la misma.

Anatómicamente los ganglios basales son el globo pálido, el núcleo amigdalínico y el claustrum o antemuro. Estos dos últimos, es decir el núcleo amigdalínico y el claustrum o antemuro, poco tienen que ver con funciones motoras del sistema nervioso central. Por otro lado, el tálamo, subtálamo, la sustancia gris y el núcleo rojo funcionan en asociación estrecha con el núcleo caudado, putámen y el glóbulo pálido, debemos por lo tanto considerarlos parte del sistema de ganglios basales de control motor.

Algunos hechos importantes en relación con las vías de los ganglios basales y estructuras del tallo cerebral, tálamo y corteza con ellos relacionados se muestran en la Figura 23.

1. Entre las regiones motoras de la corteza cerebral y el núcleo caudado y el putámen existen numerosas vías nerviosas. A su vez, el núcleo caudado y el putámen mandan muchas fibras al globo pálido, éste al núcleo ventrolateral del tálamo y el tálamo otra vez a las áreas motoras de la corteza cerebral. Se establecen así circuitos entre las regiones motoras donde se iniciaron. Naturalmente estos circuitos podrían constituir un sistema de retroalimentación de tipo servomecánico.

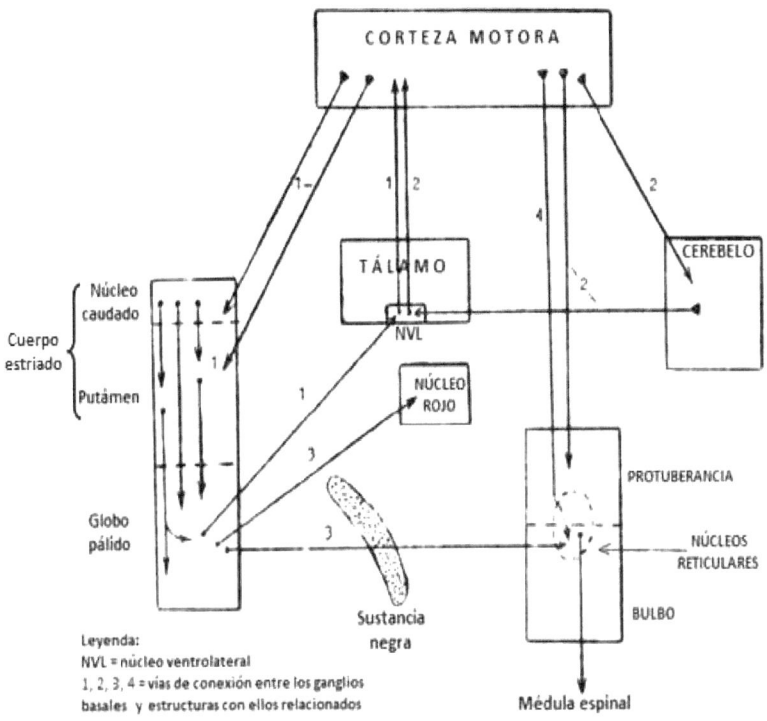

Figura 23 Ganglios basales y estructuras con ellos relacionadas

2. También pasan señales de las regiones motoras de la corteza cerebral a la protuberancia y el cerebelo. A su vez, regresan del cerebelo a la corteza motora señales que pasan por el núcleo ventrolateral del tálamo, o sea, al mismo núcleo talámico por donde se transmiten las señales de los ganglios básales. Este circuito permite una integración entre las señales de retroalimentación de los ganglios básales y las señales de retroalimentación del cerebelo.

3. Los ganglios basales poseen muchas conexiones internas por neuronas cortas. Además los ganglios basales inferiores, como el globo pálido, mandan una riquísima población de fibras al tallo encefálico bajo, proyectándose especialmente a los núcleos reticulares del mesencéfalo y al núcleo rojo. Probablemente muchas de las llamadas señales extrapiramidales para la regulación motora se transmiten por estas vías.

4. Un número considerable de fibras nerviosas pasan directamente de la corteza motora a los núcleos reticulares y a otros núcleos del mesencéfalo y la protuberancia. Evitan pues, los ganglios básalos, pero a nivel de la sustancia reticular se integran con las señales que provienen de los ganglios basales.

Funciones de los distintos ganglios basales

En los animales inferiores es donde mejor se conocen los funciones de los ganglios básalos. En el pájaro, donde la corteza cerebral está poco desarrollada en comparación con los ganglios basales, éstos desempeñan prácticamente todas las funciones motoras, incluso controlan los movimientos voluntarios, en forma muy similar a como lo hace la corteza motora en el hombre. Lo que es más, en el gato y hasta cierto punto en el perro, la decorticación sólo suprime funciones motoras muy finas y no modifica la posibilidad de caminar, correr, de pelear, de mostrar ira, de presentar períodos de sueño y vigilia, o desempeñar normalmente actividades sexuales.

Sin embargo, si se destruye una parte importante de los ganglios básales, solo se conservarán movimientos estereotipados burdos.

Finalmente en los animales más evolucionados, como el hombre, la decorticación de individuos muy jóvenes suprime los movimientos finos del cuerpo, sobre todo de las manos y porciones distales de los miembros inferiores, pero no afecta la marcha, el control del equilibrio o el cumplimiento de otros muchos movimientos de tipo subconsciente. Sin embargo, la destrucción simultánea de gran parte del núcleo caudado paraliza casi totalmente el lado opuesto del cuerpo, salvo unos cuantos reflejos estereotipados que se integran en la médula o en el tallo cerebral.

Después de haber tratado las funciones globales de los ganglios basales, ahora trataremos de separar las funciones de las distintas partes del sistema de los ganglios básales, sin olvidar que en realidad el sistema actúa cono unidad y no se pueden atribuir funciones individuales a cada segmento.

Inhibición del tono motor por los ganglios basales

No es adecuado pensar en una función única para todos los ganglios basales; sin embargo, uno de los efectos generales de la excitación de ellos es la inhibición del tono muscular en todo el organismo. Esto se debe a la trasmisión de señales inhibidoras de los ganglios basales a las zonas facilitadoras bulborreticular, y el envío de señales excitadoras al área bulborreticular de inhibición. Por lo tanto, en caso de destrucción amplia de los ganglios básales, el área facilitadora se vuelve hiperactiva, y la inhibidora pierde actividad; aumenta así la rigidez muscular en todo el cuerpo. Es por ello que la acción del tallo cerebral a nivel del mesencéfalo, suprime los efectos inhibitorios de los ganglios básales y se presenta el fenómeno conocido como rigidez de descerebración.

Función del núcleo caudado y el putámen: Cuerpo estriado

Por el aspecto que presentan en cortes de cerebro el núcleo caudado y el putámen reciben en conjunto el nombre de cuerpo estriado. Parecen funcionar conjuntamente para iniciar y controlar los movimientos intencionales simples del cuerpo. Para ello trasmiten impulsos por dos vías diferentes como es representado en la Figura 24.

1. Al globo pálido y luego a la corteza cerebral por el tálamo y finalmente hacia abajo a la médula espinal por las vías corticospinal y extra-corticospinal.
2. Hacia abajo por el globo pálido y la sustancia negra, luego por vías cortas en la formación reticular y finalmente a la médula espinal, sobre todo por los haces reticulospinales.

En resumen, el cuerpo estriado ayuda a regular los movimientos voluntarios burdos que normalmente se llevan a cabo en forma inconsciente, trabajando en relación con la corteza motora dada sus estrechas relaciones.

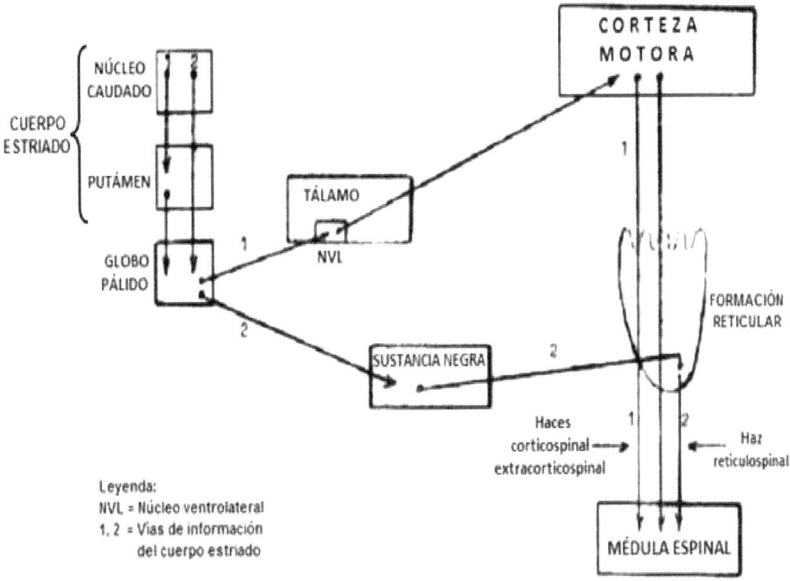

Figura 24 Función del cuerpo estriado

Función del globo pálido

Se ha sugerido que la principal función del globo pálido era mantener un tono muscular basal para los movimientos voluntarios burdos en lugar de que éstos fuesen iniciados por impulsos de la corteza cerebral o del cuerpo estriado. En otras palabras, cuando un sujeto quiere llevar a cabo un movimiento preciso con una mano, adopta una posición apropiada y pone en tensión los músculos del brazo.

Estas contracciones tónicas acompañantes parecen debidas a un circuito en el cual el globo pálido es parte importante. La destrucción de la estructura suprime estos movimientos asociados y, por lo tanto, es difícil que las regiones distales de los miembros lleven a cabo actividades precisas.

Se cree que el globo pálido funciona a través de dos vías, tal como se presenta en la Figura 25

1. Circuito de retroalimentación al tálamo, a la corteza cerebral y luego a la médula espinal por vía de los haces corticospinal y extrapiramidal.
2. Mediante vías cortas a la formación reticular del tallo encefálico, para seguir vía haces reticulospinales a la médula.

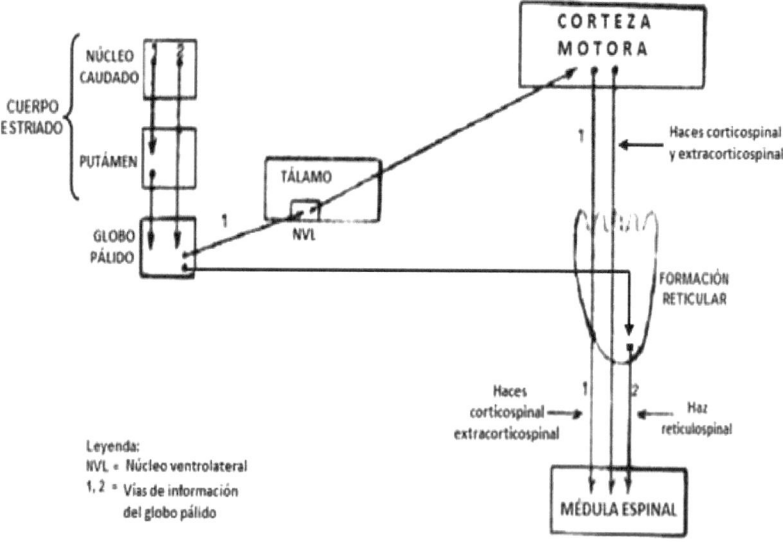

Figura 25 Función del globo pálido

La estimulación eléctrica del globo pálido mientras el animal realiza un movimiento general del cuerpo detiene a veces dicho movimiento en posición fija, que se mantiene durante varios segundos, mientras continúa la estimulación. Esta observación confirma la hipótesis de que el globo pálido interviene en algún tipo de sistema de regulación automática, capaz de fijar los distintas partes del organismo en posiciones específicas.

Función del núcleo rojo
El núcleo rojo se compone de dos partes distintas, la porción magnocelular y la porción de las células pequeñas.
La estimulación de las células magnocelulares produce extensión hacia atrás de la cabeza y parte superior del tronco. Así esta porción participa en cierto tipo de movimientos corporales relacionados con la desviación hacia atrás y adelante del eje corporal.

Las células pequeñas son excitadas por impulsos del cerebelo y mandan impulsos a la formación reticular.

Su función del control motor está relacionada con la función del cerebelo.

Función de la sustancia negra
Es desconocida aún la función exacta de la sustancia negra. Sin embargo, como la destrucción de ella produce la pérdida casi

completa del control del sistema activador gamma de los husos musculares, se ha considerado que esta zona podría muy bien ser el principal centro del control del tallo cerebral de las fibras eferentes gamma.

Cuando se han de realizar contracciones musculares voluntarias parece que la activación de la sustancia negra, probablemente vía ganglios básales, se cree que puede activar el sistema eferente gamma al mismo tiempo, o antes, de que las neuronas motores alfa de los músculos sean activadas.

Esto se cree que proporciona un tono muscular fundamental y que ayuda a la "posición" de las diferentes partes del cuerpo entre sí, de manera que pueda llevarse a cabo la función aislada de manos o pies.

Función de las áreas subtalámicas: progresión hacia adelante
Es conocido que la estimulación de los centros en núcleos subtalámicos o alrededor de la misma puede causar movimientos rítmicos, incluyendo reflejos bruscos de marcha anterógrada. Esto no significa que cada uno de los músculos de la marcha estén controlados por esta zona, sino simplemente, que la excitación de la misma desencadena los tipos adecuados de reacción en el tallo cerebral y en la médula para producir los movimientos de la marcha.

Un gato con encéfalo seccionado por detrás del tálamo, pero por encima de la región subtalámica, puede andar en forma casi completamente normal; sin embargo, cuando el animal llega a un obstáculo simplemente choca su cabeza contra él e intenta seguir andando. Por lo tanto, le falta finalidad determinada de locomoción. La función de la región subtalámica en la marcha se describe como control de la progresión hacia adelante.

Función del cerebelo

Durante muchos años, el cerebelo se llamó zona silenciosa del cerebro, sobre todo porque la estimulación eléctrica del órgano no provoca sensaciones ni movimientos motores. Sin embargo, la extirpación del cerebelo hace que los movimientos motores se vuelvan anormales. Además, aunque la estimulación eléctrica del cerebelo no provoque movimientos motores, puede inhibir o algunas veces reforzar, movimientos motores provocados por la corteza cerebral.

Anatomía fisiológica del cerebelo

En general, el cerebelo se divide en dos lóbulos principales: el cerebelo anterior, pequeño, y el cerebelo posterior, mucho mayor. El cerebelo posterior se ensancha mucho hacia los lados y forma los hemisferios cerebelosos, también llamados neocerebelo porque representa una zona filogenéticamente nueva del órgano. Las porciones más viejas del cerebelo, incluyendo la pequeña parte de la línea media del cerebelo posterior y todo el cerebelo anterior se denomina paleocerebelo.

El cerebelo presenta numerosas vías aferentes y eferentes. La vía aferente más importante y extensa es la vía corticopontocerebelosa, que nace en la corteza motora y en menor medida en la sensitiva, pasa por los núcleos protuberenciales llegando directamente a la corteza del neocerebelo. Además fibras procedentes del aparato vestibular constituyen el fascículo vestibulocereboloso que llega hasta el paleocerebelo, de esta forma recibe estímulos procedentes de los órganos del sentido del equilibrio del laberinto.

También recibe fibras sensitivas del aparato locomotor conducidas por los fascículos espinocerebelosos que transmiten señales de los husos musculares y aparatos tendinosos de Golgi y advierten al cerebelo del estado momentáneo de contracción muscular y de tensión de los tendones musculares. Además de los receptores periféricos de presión y cutáneos por las vías del cordón dorsal llegan señales hacia el cerebelo. De esta forma el cerebelo reúne información continua acerca del estado instantáneo de todas las partes del cuerpo, aunque está operando a nivel subconsciente.

Las vías eferentes que abandonan el cerebelo nacen de cuatro núcleos distintos: dentado, globoso, emboliforme y fastigial. Los tres primeros mandan sus fibras hacia arriba, por el fascículo cerebelorúbrico al núcleo rojo, zonas superiores de la formación reticular y al núcleo ventrolateral del tálamo, de donde prosiguen a la corteza motora. Los núcleos fastigiales, por otro lado, mandan sus fibras eferentes por los pedúnculos cerebolosos inferiores (fascículo cerebelovestibular) a los núcleos vestibulares y porciones bajas de la formación reticular. Estos núcleos representan una vía muy importante para la transmisión de impulsos del paleocerebelo a la formación reticular.

Función del cerebelo en los movimientos voluntarios

El cerebelo solo actúa asociándose con actividades motoras iniciadas en otras partes del sistema nervioso central. Estas actividades pueden provenir de la médula espinal, formación reticular, ganglios básales o zonas motoras de la corteza cerebral.

El cerebelo, en asociación con la corteza motora, interviene corrigiendo los errores de los movimientos voluntarios Figura 26.

Cuando la corteza cerebral manda impulsos motores hacia abajo por los haces corticospinales para excitar los músculos voluntarios, llegan simultáneamente impulsos colaterales al cerebelo por los haces pontocerebelosos. Por lo tanto, cada vez que se realiza un movimiento motor, no solo reciben impulsos activadores los músculos, sino que llegan al mismo tiempo al cerebelo impulsos similares.

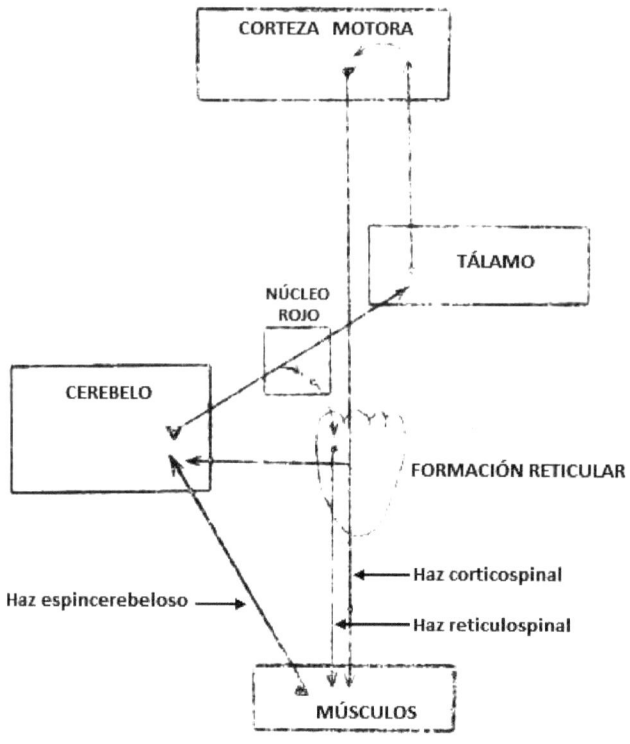

Figura 26 Vías para el control del "error" de los movimientos voluntarios por el cerebelo

Cuando los músculos responden a la señal motora, los husos musculares, los aparatos tendinosos de Golgi, los receptores articulares y otros receptores periféricos transmiten impulsos hacia arriba, principalmente por los haces espinocerebelosos del cordón posterior, que llegan al cerebelo anterior. Además estos impulsos llegan exactamente a la misma porción del cerebelo anterior que estimularán los impulsos descendentes de la corteza motora.

Después que se han integrado las señales de la periferia y de la corteza motora, se trasmiten impulsos eferentes de la corteza cerebelosa al núcleo dentado, que prosiguen hacia arriba por los núcleos ventrolaterales del tálamo para regresar al sitio de la corteza motora en donde se originó primero el estímulo.

Control del "error" por el cerebelo

El circuito que acabamos de presentar representa un mecanismo de retroalimentación complejo, que empieza y termina en la corteza motora. Además, la experimentación ha demostrado que el cerebelo actúa en forma perecida a los sistemas de servomecanismos, semejante a los de las industrias y de cañones antiaéreos. En otras palabras, el cerebelo compara las "intensiones" de la corteza con la "actuación" de las partes corporales, en caso que ésta no corresponda con aquellas, calcula el "error" entre ambas para poder llevar a cabo las correcciones apropiadas de inmediato. Por ejemplo, si la corteza ha trasmitido una señal para mover el miembro hacia un punto particular, pero el miembro empieza a moverse demasiado rápidamente, con lo que evidentemente irá más allá del punto necesario, el cerebelo puede desencadenar "impulsos frenadores" que entorpecerán el movimiento del miembro y lo detendrá en el punto preciso.

De ordinario, la corteza motora manda muchos más impulsos que los que se necesitan para realizar cada movimiento, y el cerebelo debe inhibir la corteza motora en el momento apropiado cuando músculo ha empezado a moverse. El cerebelo aprecia automáticamente la velocidad del movimiento y calcula el tiempo que se necesitará para alcanzar el punto deseado, luego se trasmiten los impulsos correspondientes, que inhiben los músculos agonistas y activan los antagonistas. En esta forma, se dispone de un "freno" adecuado para detener el movimiento en el momento necesario.

Como todos estos acontecimientos ocurren con una rapidez demasiado grande para que la corteza cerebral invierta "voluntariamente" la excitación, es evidente que la activación de los músculos antagonistas cerca del final de un movimiento es función enteramente automática y subconsciente, y de ninguna manera constituye una contracción "voluntaria", similar a la contracción inicial del músculo agonista. Por lo tanto, es casi seguro que esta inversión de la excitación es una de las principales funciones del cerebelo.

Función amortiguadora del cerebelo

Un efecto secundario del mecanismo cereboloso de retroalimentación es su capacidad de '"amortiguar" los movimientos musculares. Para explicar el término, "amortiguador", debemos señalar primero que prácticamente todos los movimientos de las extremidades son "pendulares". Por ejemplo cuando se mueve un miembro anterior, aparece una inercia que debe vencerse para que el movimiento pueda ser detenido.

Debido a la inercia, todos los movimientos pendulares tienen tendencia a sobrepasar el propósito inicial. Si ocurre en un individuo que ha sufrido destrucción del cerebelo, los centros conscientes del cerebro acaban por percatarse de ello e inician un movimiento en dirección opuesta, pero otra vez el brazo, debido a la inercia, pasa de la posición correcta, y deberá volverse a emitir señales que tiendan a corregir el error. Así pues, el miembro oscila alrededor del punto adecuado durante varios ciclos antes de alcanzarlo. Este proceso se llama temblor de acción o temblor intencional. Sin embargo, si el cerebelo está intacto, señales subconscientes apropiadas detienen el movimiento exactamente en el sitio requerido, evitando así que se pase de él, y suprimiendo el temblor.

Esta es la característica básica de un sistema de amortiguación.

<u>Relación entre el amortiguamiento cerebeloso y el amortiguamiento causado por el reflejo de tracción</u>
El reflejo de tracción, que es estrictamente medular, proporciona gran parte del amortiguamiento de los movimientos corporales, el mecanismo de amortiguación cerebeloso parece superponerse al mecanismo básico de amortiguamiento medular. Los husos musculares excitan ambas funciones: la rápida tracción de un

músculo trasmite señales directamente a la motoneurona anterior para originar el amortiguamiento adicional.

Las señales de amortiguación cerebelosas probablemente sean a través de señales reflejas a la formación reticular, y desde ahí hasta la médula, para estimular neuronas eferentes gamma. Estas a su vez, alteran el grado de contracción de las fibras intrafusales de los husos musculares, y en esta forma cambiar su grado de excitación.

Este mecanismo a veces sostiene al sistema de amortiguamiento del reflejo de tracción, otras veces lo inhibe, lo cual demuestra que el sistema cerebeloso tiene gran amplitud de control, lo que permite adaptarse a actividades motores más complejas que el reflejo de tracción.

Función de predicción del cerebelo

Otro efecto importante del mecanismo cerebeloso de retroalimentación es que ayuda al sistema nervioso central a predecir las posiciones futuras de todas las partes móviles del cuerpo. Sin cerebelo "se pierden" los miembros cuando se mueven rápidamente, por lo que se ve que la información de retroalimentación de la periferia debe ser analizada por el cerebelo para que cerebro no se retrase respecto a los movimientos motores. Así, en alguna parte del circuito del cerebelo se encuentra un sistema de integración que deduce de las señales propioceptivas aferentes la rapidez con que se nueve el miembro, y pueda predecir la evolución probable del movimiento en el tiempo. Esto permite al cerebelo, actuando a través de la corteza cerebral, inhibir los músculos agonistas y activar los antagonistas cuando el movimiento se acerca al punto deseado.

En ausencia de cerebelo, esta función de predicción es tan pobre que las partes móviles del cuerpo se desplazan mucho más allá del punto deseado. Esta incapacidad para controlar las distancias que recorren las distintas partes del cuerpo se denomina dismetría, lo que significa simplemente control inadecuado de la amplitud de movimiento.

<u>Función del cerebelo en los movimientos involuntarios</u>
Para los movimientos involuntarios el cerebelo funciona casi exactamente igual que para los voluntarios, pero las vías son diferentes. Figura 27.

Los impulsos extracorticoespinales originados en los ganglios basales o la formación reticular para producir movimientos involuntarios pasan simultáneamente a la oliva inferior, y de allí al cerebelo, básicamente al paleo cerebelo. Luego, al tener lugar el movimiento muscular, llega al cerebelo información propioceptiva de los músculos, articulaciones y otras partes de la periferia corporal, con lo que se logra el mismo tipo de control del "error" que para los movimientos voluntarios. Los impulsos bajan luego del cerebelo a la formación reticular a través de los núcleos fastigiales y de los haces fastigiobulbares. Los impulsos regresan a los núcleos básales por vía de los núcleos emboliformes, y luego suben por el centro mediano del tálamo hasta llegar al núcleo caudado y el putámen.

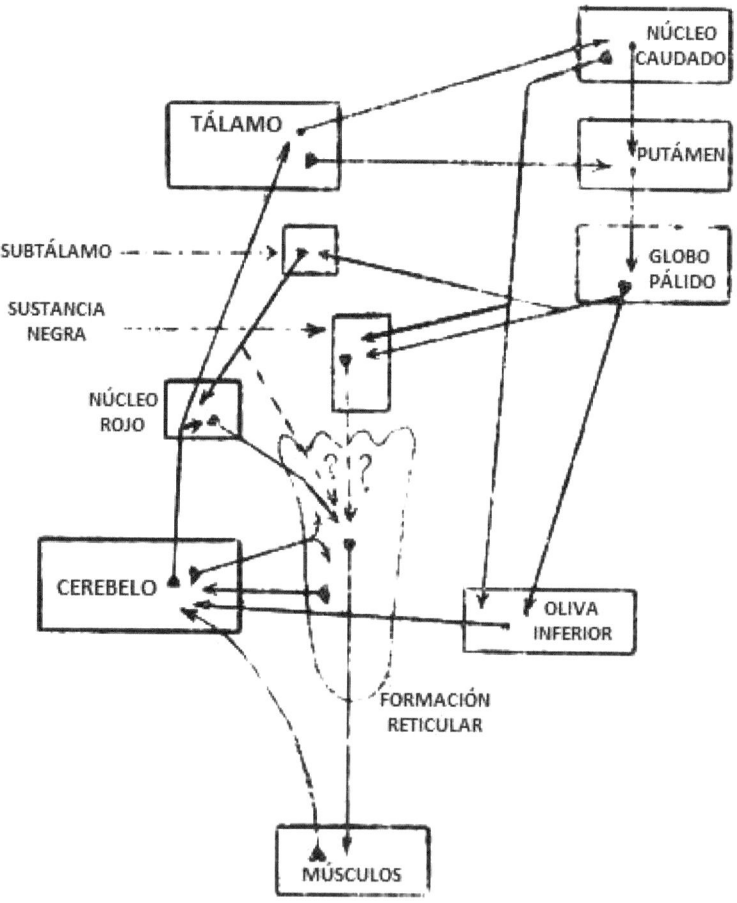

Figura 27 Vías para el control del "error" de los movimientos involuntarios por el cerebelo

Entre las vías principales por la que se transmiten los impulsos correctores a los músculos se encuentran las heces reticulospinales que controlan el sistema eferente gamma para los husos musculares. De hecho el cerebelo es uno de los activadores más potente de este sistema.

Cerebelo y equilibrio

Al tratar del aparato vestibular y del mecanismo de equilibrio, señalamos que eran necesarios los lóbulos floculonodulares del cerebelo por la integración correcta de los impulsos de equilibración. La extirpación del del nódulo, en particular, se acompaña de pérdida casi completa del equilibrio, mientras que la extirpación del flóculo significa perdida irreversible. Los síntomas de desequilibrio son prácticamente iguales a los que acompañan la destrucción de los conductos semicirculares. Ello indica que estas zonas del cerebelo tienen gran importancia en la integración de los cambios de dirección del movimiento, apreciados por los conductos semicirculares, pero son menos importantes para integrar los impulsos estáticos de equilibrio originados por las máculas de los utrículos.

Esta situación está de acuerdo con las demás funciones del cerebelo o sea, que los conductos semicirculares permiten al sistema nervioso central, prever que los movimientos rotatorios del cuerpo van a destruir el equilibrio, y esta predicción provoca contracciones de los músculos correspondientes, para corregir la perturbación incluso antes que ocurra, Esta función es muy parecida a la predicción en la coordinación de los movimientos voluntarios rápidos.

Capítulo 4 El nivel encefálico alto o cortical de integración nerviosa

El nivel encefálico bajo representa el segundo nivel de integración evolutiva del sistema nervioso central; sin embargo pese a su mejor organización con respecto al nivel medular, el nivel encefálico alto o cortical representa una forma superior de organización nerviosa, el que lógicamente se encontrará bien desarrollado en aquellas especies más evolucionadas.

Corteza cerebral
Desarrollo evolutivo de la corteza cerebral
En los vertebrados inferiores el cerebro es únicamente un órgano de recepción de estímulos transmitidos por los receptores del órgano olfatorio. En este caso está constituido por una porción rostral impar y dos evaginaciones laterales, representantes de los hemisferios cerebrales y que no significan más que la terminación de las vías olfatorias secundarias. Por tanto, la ablación del cerebro en estas especies solo provoca trastornos leves, a excepción de lo relativo a la olfacción, los peces no manifiestan modificaciones perceptibles de su comportamiento, reaccionan a los estímulos, ven y comen; igual ocurre en los batracios, los que se desplazan espontáneamente poco después de la extracción del mismo, siendo capaces de capturar insectos aunque con menos éxito de lo normal. En los reptiles, las fibras procedentes del tálamo terminan en los

hemisferios cerebrales, por lo que éstos se conectan con todas las vías que llegan a aquél. Los estímulos olfatorios pueden coordinarse entonces con los restantes sistemas sensoriales.

A medida que ascendemos en la escala zoológica, los hemisferios cerebrales se desarrollan cada vez más y adquieren estructuras más perfeccionadas, destinadas a ejecutar funciones superiores de coordinación e integración, así como almacenamiento de información. El volumen de la corteza aumenta con el grado de perfeccionamiento de los vertebrados, llegando a superar a las restantes porciones del encéfalo. La corteza cerebral representa en el caballo al 7% del peso del encéfalo y en el hombre alcanza el 80%.

Debido la transmisión de las sensaciones conscientes al cerebro, en los mamíferos las porciones caudales del sistema nervioso central no son más que centros reflejos y órganos de conducción. El cerebro asegura la coordinación de los distintos procesos reflejos, permitiendo la intervención de la voluntad durante su realización y es asiento de las capacidades de reconocimiento y recuerdo. En el hombre constituye el centro del pensamiento y los sentimientos, sin el mismo no sería posible el pensamiento, la voluntad, los sentimientos, ni la palabra.

En los animales es difícil analizar los fenómenos de la sensibilidad, la conciencia, recuerdo, etc. La actividad del cerebro en las diversas localizaciones cerebrales se ha podido estudiar con exactitud en el perro y el mono. En los animales los datos sobre la función general del cerebro se han obtenido de las experiencias de descerebración, ya explicamos que en los anfibios y peces privados del cerebro tienen reacciones casi normales, mientras que en las aves las manifestaciones consecutivas a su supresión son graves, sobre todo las referentes a la capacidad de reconocimiento y recuerdo. Las palomas no reaccionan ante la presencia de los machos, ni responden a la llamada de los pichones en demanda de alimentos, no reconocen como de su misma especie a las demás palomas, a las que consideran corno obstáculos inertes. No busca ni toma espontáneamente el alimento; sin embargo, la deglución y la digestión son normales. También se conservan las percepciones sensoriales groseras, el animal reacciona ante la luz, ruido, tacto y es capaz de abandonar una postura incómoda, conservando los movimientos y capacidad de vuelos. En las aves, el cerebro no ejerce una influencia tan considerable sobre los centros profundos como en los mamíferos.

En los mamíferos descerebrados se mantiene la capacidad de efectuar movimientos, pues éstos están determinados por la vía extrapiramidal. También se conservan las reacciones ante estímulos lumínicos, sonoros y táctiles. Deglute los alimentos si se ponen en contacto con los labios y conserva parcialmente el sentido del gusto. También perciben las sensaciones olorosas en la medida que se haya respetado el rinencéfalo en la extirpación. Persisten las manifestaciones emocionales elementales; muerde en el vacío ante un estímulo doloroso, experimentan sensación de saciedad, ladra y ronronea de alegría. Tampoco se modifican los procesos vegetativos, aunque desaparecen las capacidades intelectuales superiores. Sobre todo, desaparece el reconocimiento y el recuerdo, de forma que son incapaces de reconocer a una persona conocida o a un animal de la misma especie, a los que consideran elementos indiferentes.

De todo lo anteriormente descrito se puede inferir que en los animales y mayormente en el hombre, el cerebro es asiento de las facultades intelectuales. Los centros para esta actividad superior y coordinada se localizan en la corteza cerebral, cuanto más desarrollada esté, mayor serán sus facultades intelectuales. Por lo tanto, es más importante a este respecto al espesor de la corteza que su superficie.

Anátomo fisiología de la corteza cerebral
La corteza cerebral se halla formada por la sustancia gris y se caracteriza por la existencia de un gran número de células nerviosas que se aproxima a los doce mil millones. Las neuronas de la corteza están agrupadas en acúmulos tanto más densos cuanto más rudimentaria es su organización, es decir, cuanto más primitivo es el animal.

A medida que aumenta el grado de organización del encéfalo las neuronas se alejan más una de otras, a la vez que aumenta el espacio ocupado por las ramificaciones de sus prolongaciones dendríticas. Esto aumenta enormemente las posibilidades de sinapsis, por lo que hay que suponer que la inteligencia no va ligada únicamente al número de neuronas, sino más bien a las infinitas posibilidades de conexiones entre las mismas.

Las neuronas están agrupadas en zonas determinadas, las que se conocen con el nombre de centros primarios y secundarios. Figura 28.

En los centros primarios se efectúan ciertas percepciones sensoriales (centros siconsensoriales) o se originan determinados movimientos voluntarios (centros sicomotores). La citoarquitectura de estas áreas corticales es variable, pero las zonas que tienen el mismo significado funcional presentan idéntica estructura. Ello permite distinguir las áreas corticales motoras de las áreas corticales sensitivas.

En todas estas áreas corticales, los centros correspondientes a las distintas regiones corporales tienen una localización característica. Las diferentes regiones del organismo se proyectan en cierta medida sobre la corteza cerebral, donde forman las áreas de proyección cuya extensión es proporcional a la riqueza de inervación de la región correspondiente. La localización de estas áreas se conoce relativamente bien en el hombre, mono y el perro, pero es poco conocida en los demás mamíferos domésticos.

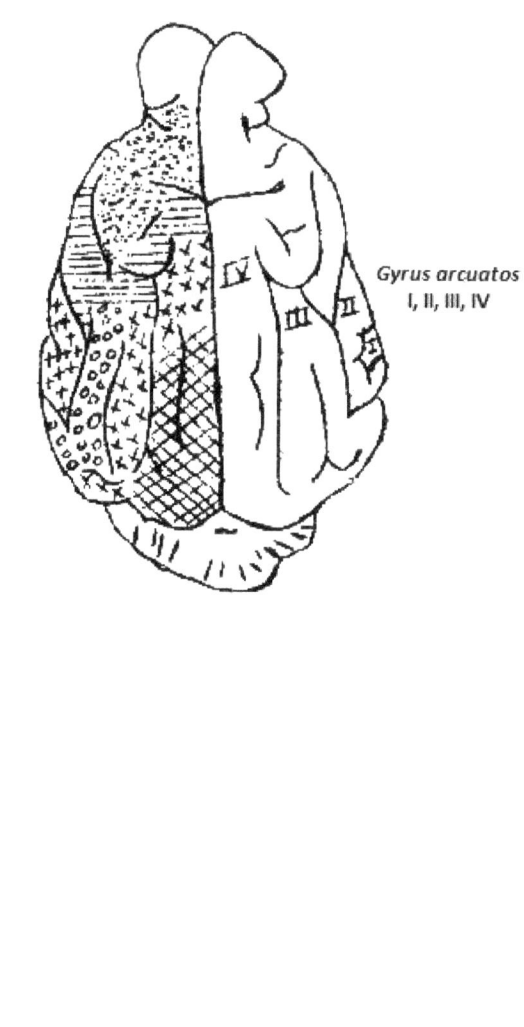

Figura 28 Esquema de las áreas corticales del perro

Corteza motora o área motora

Entendemos por región motriz principal de la corteza aquella de donde parten las vías piramidales, corresponde a la zona 4 de Brodmam en el hombre (Figura 29), conduciendo estímulos para la actividad motora voluntaria.

En el hombre, en el mono y también en el perro, como se aprecia en la figura, los centros se hallan comprendidos en un campo en forma de silla de montar situado en el centro de la superficie cerebral. Este campo corresponde en el perro al gyrus sigmoideo o circunvolución pericrucial.

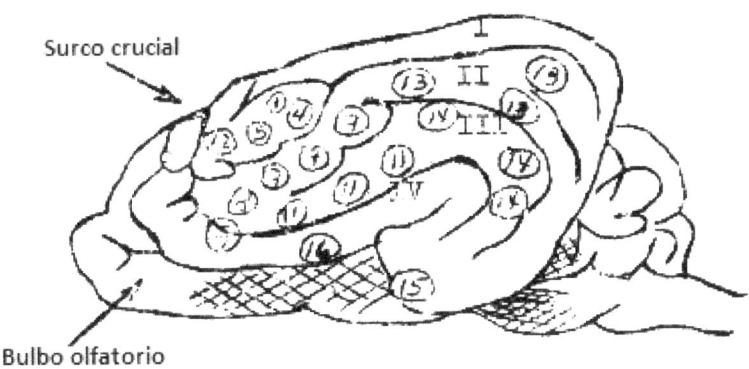

Figura 29 Centros motores de la corteza cerebral del perro

Leyenda:
1. Movimientos de avance del miembro posterior del lado opuesto.
4. Retracción y aducción del miembro anterior opuesto.
5. Movimientos de elevación de los músculos del dorso y de la extremidad; Avance en el miembro anterior opuesto.
8. Retracción y elevación del ángulo opuesto de la boca.
9. Apertura de la boca y movimientos alternativos de propulsión y retropulsión de la lengua.
11. Retracción comisura bucal.
12. Apertura del ojo y dilatación pupilar.
13. Movimientos conjugados de la cabeza y hacia el lado opuesto.
14. Movimientos de la oreja opuesta.
15. Torsión nariz del mismo lado.

Las fibras piramidales conducen impulsos destinados a las motoneuronas de los pares craneales y de las astas ventrales anteriores de la médula. Estos impulsos no se transmiten directamente sino por intermedio de varias neuronas internunciales situadas en la sustancia gris. Además por colaterales del haz piramidal en neuronas de la formación reticular y el haz correspondiente (reticulospinal).

Las experiencias de estimulación y extirpación de la corteza motriz han permitido conocer, los hechos siguientes:

- Los centros de proyección motora aparecen de un modo general, invertidos con relación en la situación del cuerpo. Es decir si se estimula el área excitomotora de abajo hacia arriba se producen movimientos del cuerpo de arriba hacia abajo; laringe, lengua, maxilar inferior, boca, oreja, párpado, cuello, mano, muñeca, codo, hombro, tórax, abdomen, cadera, rodilla, tobillo, dedos del pié, músculos perineales.
- Las respuestas de excitación son contra-laterales, es decir que se dejan sentir en el lado opuesto del cuerpo al del hemisferio estimulado, fenómeno que se explica por el cruzamiento de las vías piramidales. Por ello la extirpación focal produce parálisis contra-lateral, con efectos más acusados y duraderos a mayor encefalización, llamada hemiplejia.
- Los puntos motores son tanto más numerosos y diferenciados, cuanto más alto se encuentre el animal en la escala filogénica; por

esto la superficie cerebral del mono es mucho más rica en centros especializados que la del perro, y la de éste más que la de los roedores.

- La excitación de los centros corticales da lugar a movimientos coordinados, semejantes a los voluntarios conscientes. El fenómeno de inervación o inhibición recíproca se observa perfectamente en estos movimientos por estimulación. Sin embargo, a pesar del carácter coordinado de estos movimientos provocados, no son absolutamente perfectos y, por ende, adecuados para cumplir una finalidad, sino que son de naturaleza fragmentaria o fraccionada o componentes unitarios de un todo más complejo.

- Si las excitaciones alcanzan cierto grado de intensidad se reproduce experimentalmente el cuadro de epilepsia cortical: un grupo muscular correspondiente al punto excitado es objeto de contracciones tónicas y clónicas, que más tarde se propagan a todos los músculos del mismo lado e incluso del lado opuesto. En este momento el animal puede perder la conciencia, no reacciona a las agresiones dolorosas, la pupila se dilata, la saliva fluye en abundancia y no es infrecuente la emisión de orina. El fin se anuncia por una inspiración profunda. La crisis cesa bruscamente, después de unos segundos a dos minutos, quedando el animal durante algún tiempo agitado o deprimido.

- Los impulsos piramidales se descargan de modo continuo sobre los centros medulares (acción tónica) y otros de modo ocasional.

Mediante los primeros la corteza ejerce una acción facilitadora de los reflejos medulares manteniendo su umbral bajo, acción que es mayor en la vigilia que durante el sueño. Por medio de los segundos se provocan movimientos circunscritos que permiten realizar maniobras finas y delicadas. El sistema piramidal es el de la motilidad voluntaria o motilidad idiocinética, puesto que son respuestas elementales, muy localizadas, no organizadas, sin carácter Intencional, que provoca la estimulación del área 4 en los músculos de las extremidades y requieren del desarrollo de la vía piramidal.

- Del área 4 pueden también partir impulsos inhibidores, pero nacen y se descargan por elementos extra-piramidales.

Áreas motoras

Existen otras zonas corticales de actividad motora, distinta de la 4, que se denomina extrapiramidal, esparcidas por la 1ra y 2da circunvolución frontal, lóbulo parietal, temporal, etc. de donde parten fibras que no llegan a la médula, sino que se relevan en estructuras intermedias (núcleo rojo, tálamo, núcleos optoestriados, etc.).

La vía extrapiramidal es conocida como la de la motilidad holocinesia, que es la actividad motora más antigua filo y ontogénicamente, asegura los movimientos de conjunto organizados e integrados, de finalidad evidente, que reproducen un acto habitual de la especie.

Se puede concluir que las proyecciones de las vías piramidales y extra-piramidales de la corteza ejercen funciones no antagonistas, sino complementarias. La ejecución completa y correcta de un acto requiere la colaboración de ambas.

<u>Corteza sensitiva</u>. <u>Área somestésica</u>

La zona de la corteza cerebral en la cual en proyectan impulsos sensitivos primarios recibe el nombre de corteza somestésica. Se conocen dos zonas distintas y separadas que reciben fibras nerviosas aferentes directas de los núcleos de relevo del tálamo, las llamadas zonas sensitivas somáticas I y II. Aunque en realidad el término "corteza somestésica" se refiere a todas las zonas de la corteza cerebral que reciben informaciones sensitivas del cuerpo, la zona I de la corteza es mucho más importante que la sensitiva somática II, de manera que el término corteza somestésica se utiliza para designar el área I y no el área II.

En el área sensorial somática I (3-1-2), se observa que cada parte de la corteza recibe información casi o exclusivamente del lado opuesto del cuerpo (excepto una pequeña información sensorial del mismo lado de la cara). Algunas zonas del cuerpo están ampliamente representadas en la corteza somática. Al igual que en la corteza motora, la parte baja del cuerpo está representada en la porción alta o interna de la circunvolución pos-central; y la parte alta del cuerpo se representa en la parte baja o lateral de esa circunvolución.

Del área sensorial somática II se conoce muy poco. Es conocido que llegan a esta región señales de los cordones posteriores y del sistema espino-talámico, aunque quizás algo más de este último; de hecho se dice que este área podría representar la terminal cortical de la información dolorosa, aunque no de modo concluyente. Además, la estimulación de esta área produce algunos movimientos corporales complejos, por lo cual podría desempeñar cierto papel en la regulación sensorial de las funciones motoras.

Las informaciones sensoriales aferentes a la corteza se trasmiten por la vía del cordón posterior o dorsal y un haz espino-talámico.

Centros corticales primarios
El área táctil se sitúa en el perro, en las inmediaciones del área motora y se destruye parcialmente con ella. También aquí las áreas de proyección corresponden a determinadas regiones corporales, por lo que su destrucción va seguida de trastornos de la sensibilidad en la región correspondiente del lado opuesto.

Los centros específicos de la sensibilidad profunda y cutánea (táctil) se localizan en zonas amplias de los lóbulos parietal y frontal. Entre ellas, por sí sola, el área somática I (3-1-2), recibe una proyección espacial muy delimitada. El área somática II radicada en el área dorsal de la cisura de Silvio, y en el mono extendida por la corteza temporal, recibe impulsos táctiles de la totalidad de la superficie cutánea de ambos lados del cuerpo por una vía independiente.

El área visual se localiza en el perro, en las regiones dorso-lateral y medial del lóbulo occipital. Su extirpación produce una ceguera cortical, conservándose los reflejos pupilar y palpebral.

El área auditiva ocupa el lóbulo temporal, y su destrucción produce sordera cortical cuando es bilateral. Si es unilateral, la audición se recupera progresivamente, puesto que cada hemisferio posee centros para los dos oídos.

El área gustativa se ha localizado en íntima proximidad con la olfatoria en el asta de Ammon, opinión basada en que ambos sentidos son "químicos", lo que motiva la frecuente excitación simultánea de sus receptores, confundiéndose las sensaciones de unos y otros. Sin embargo, en experimentaciones se ha demostrado que la extirpación del área olfatoria no provoca alteraciones gustativas.

El área olfativa se localiza como hemos dicho anteriormente, en íntima proximidad con la gustativa, en el asta de Ammon. En los animales inferiores la corteza olfatoria ocupa una extensión considerable; en el hombre y los mamíferos superiores al neocortex anula el cerebro olfatorio, pero ello no quiere decir que la olfación deje de existir en estos animales, desempeñando en el hombre un importante papel en la vida psíquica.

Junto a estos centros primarios existen en el cerebro otras áreas denominadas centros secundarios, cuya excitación eléctrica no provoca reacción alguna. El tamaño y número de estos centros secundarios aumenta con el grado de evolución, para alcanzar su máximo en el hombre. En ellos asienta la capacidad de reconocimiento, recuerdo y acción.

En el área visual, por ejemplo, hoy dos territorios claramente distintos desde el punto de vista funcional, denominados área de percepción y área del recuerdo. La primera sirve para la visión propiamente dicha, la segunda permite relacionar lo que vemos con el recuerdo de anteriores visiones, de lo que nace el reconocimiento.

Las alteraciones del área de percepción provocan una ceguera completa (ceguera cortical), mientras que las del recuerdo producen la pérdida de la facultad de reconocimiento de los objetos (agnosia), el sujeto ve, pero no reconoce lo que ve, debiendo recurrir a otros dos, como el tacto y el olfato, para identificar el objeto. Es decir constituye una agnosia visual o ceguera síquica.

El área auditiva presenta idénticas particularidades y, como la anterior, consta de una zona de percepción y otra del recuerdo.

La destrucción de la primera produce sordera absoluta (sordera cortical), de la segunda provoca sordera síquica (agnosia auditiva), en la cual se oyen los sonidos y ruidos, pero no se puede reconocer. Las restantes áreas sensitivas poseen también centros secundarios.

Centros corticales para los órganos de los sentidos
El sistema nervioso es el encargado de regular numerosas funciones vegetativas de mayor o menor complejidad además, mediante él, los animales se relacionan con el medio, recibiendo sus influencias y poniendo en marcha numerosos mecanismos que le permiten adaptarse a las condiciones ambientales imperantes. Ahora bien: ¿Cómo es que el animal capta los diferentes tipos de información? ¿Por qué vías éstas discurren? y ¿Hasta qué centros corticales llegan?

Anteriormente habíamos indicado que llegaban informaciones, provenientes de los diferentes receptores, al área somestésica o corteza sensitiva integrándose en un área específica denominada zona de proyección. En el caso de los órganos de los sentidos (vista, oído, olfato, gusto y tacto) estas áreas son los centros corticales primarios.

Los estímulos captados por los receptores (ojo, oído, tacto, etc.) son conducidos como impulsos biológicos eléctricos cifrados al sistema nervioso central. La actividad de los receptores aislados adquieren determinados patrones de estímulos bioeléctricos. Una parte de los impulsos sigue con las vías ascendentes para alcanzar el encéfalo, donde son elaborados, provocando en la corteza cerebral sensaciones muy específicas. Otra parte de estos impulsos se guardan en la memoria y otra parte desencadena determinadas sensaciones.

Capítulo 5 El Hipotálamo y el Sistema Nervioso Vegetativo

Funciones neurovegetativas del hipotálamo

El hipotálamo constituye una de las áreas más importantes del encéfalo para controlar funciones neurovegetativas y otras involuntarias que en conjunto reciben el nombre de funciones vegetativas, indicándose con esta palabra que tales funciones son necesarias para la vida.

Los diferentes centros hipotalámicos son tan importantes para el control de actividades corporales, que son tratados detalladamente a lo largo del estudio de esta ciencia. Sin embargo, mostraremos resumen de algunas funciones vegetativas del hipotálamo para ilustrar la organización del mismo.

En la Figura 36 se resume la mayor parte de las funciones vegetativas del hipotálamo mostrando los núcleos o áreas principales que al ser estimuladas controlan las actividades vegetativas respectivas. No debemos olvidar que las zonas aquí presentadas no están tan bien delimitadas como en la figura que presentamos.

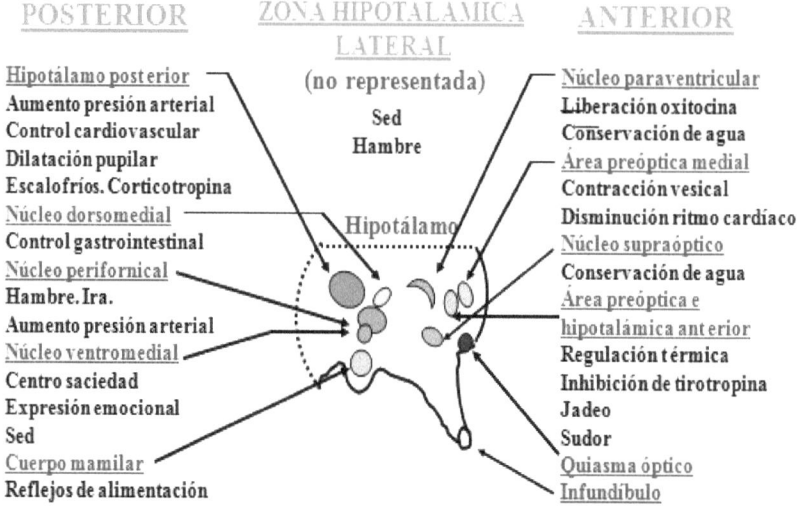

Figura 36 Centros de control vegetativo del hipotálamo

- Regulación cardiovascular. La estimulación de amplias zonas del hipotálamo puede causar todos los tipos conocidos de efectos neurógenos en el sistema cardiovascular. En general, la estimulación del hipotálamo posterior y lateral aumenta la presión arterial y la frecuencia cardíaca, mientras que la estimulación de la zona preóptica en el hipotálamo anterior tiene efectos exactamente opuestos, originando disminución intensa de la frecuencia cardíaca y de la presión arterial. Estos efectos se trasmiten principalmente a través de los centros de control cardiovascular de la formación reticular del bulbo y protuberancia.

- Regulación de la temperatura corporal. Grandes áreas del hipotálamo anterior incluyendo la especial del área pre-óptica guardan relación con la regulación de la temperatura corporal. Un aumento de la temperatura de la sangre que atraviesa estas zonas incrementa su actividad, mientras que una reducción de la temperatura la disminuye. A su vez, estas áreas controlan los mecanismos corporales que aumentan o disminuyen la temperatura corporal.

- <u>Regulación del agua corporal</u>. El hipotálamo regula el agua corporal de dos maneras:
  1. Creando la sensación de sed, que obliga a beber agua. El centro de la sed se localiza en la vecindad del núcleo paraventricular y el núcleo ventromedial, el cual se estimula cuando se encuentran los líquidos dentro de estas neuronas creando un intenso deseo de beber agua.
  2. Controlando la excreción de agua por la orina. Este control corresponde principalmente a los núcleos supraópticos y en menor grado al paraventricular; estas neuronas se estimulan por la concentración de los líquidos corporales provocando la liberación de ADH, hormona que actuando sobre los túbulos distales y colectores del riñón originan una resorción masiva de agua.

- <u>Regulación gastrointestinal de la ingestión de alimentos</u>. Dos zonas muy relacionadas con el hambre, el núcleo perifornical y el área hipotalámica lateral, motivan que el animal tenga hambre intensa, apetito voraz y deseo vehemente de buscar alimento.

Un centro que se opone al deseo del alimento, denominado centro de la saciedad, se halla localizado en el núcleo ventromedial. Por la destrucción de este centro el animal nunca estará saciado, presentando un apetito voraz y desarrolla enorme obesidad. El núcleo dorsomedial aumenta el peristaltismo y las secreciones glandulares.

- <u>Control hipotalámico de funciones endocrinas</u>. El hipotálamo a través de neurosecreciones controla la secreción de las hormonas adenohipofisiarias. En el hipotálamo nacen los haces supraópticos y paraventriculares que se extienden hasta la neurohipófisis y que tienen que ver con la síntesis y liberación de las hormonas neurohipofisiarias.

El Sistema Nervioso Vegetativo

La parte del sistema nervioso que rige las funciones viscerales del organismo recibe el nombre de Sistema Nervioso Neurovegetativo. El mismo ayuda a controlar la presión arterial, la motilidad y las secreciones digestivas, la emisión urinaria, el sudor, la temperatura corporal y otras muchas actividades de la economía; algunas están regidas en su totalidad por este sistema, otras solo parcialmente. El hipotálamo constituye una de las áreas más importantes del encéfalo que controlan las actividades del sistema nervioso vegetativo.

Este sistema ha sido objeto de numerosas nomenclaturas desde el comienzo de su estudio, nomenclaturas que se mantienen aún en la actualidad.

Archat (1800), distinguió la existencia de una vida animal que servía para la vida de relación del ser con el ambiente, de otra vida vegetativa o visceral. La primera estaría gobernada por el sistema nervioso que se venía conociendo hasta entonces, el somático o central; la segunda estaría bajo el dominio del simpático, al que por ésta razón denominó Sistema Nervioso Vegetativo.

Se introdujo el término Sistema Involuntario para expresar que este conjunto de estructuras nerviosas actúan independientemente de la voluntad. El término visceral se propuso en contraste con el sistema nervioso somático. Langley (1921), propuso la designación de Sistema Nervioso Autónomo en atención a la autonomía de su funcionalismo.

Como características generales, el Sistema Nervioso Vegetativo gobierna funciones viscerales (como hemos dicho) y estas actividades, a excepción del control de algunos músculos del ojo, no están sometidas a la voluntad. Este sistema es de vital importancia en el mantenimiento de la homeostasis, procesos automáticos no influyentes por la voluntad y que son regulados especialmente por el sistema simpático en asociación con otros de naturaleza hormonal o química, colaboración que conduce a una mejor adaptación, por la cual se consigue la integración del organismo. Por la acción integradora de los impulsos vegetativos, se adapta el funcionamiento de cada órgano a las necesidades del resto del organismo.

Divisiones del Sistema Nervioso Vegetativo

Aunque el Sistema Nervioso Vegetativo constituye una unidad, podemos dividirlo en dos partes funcionalmente distintas, cuya acción sobre los diversos órganos es antagónica: simpático y parasimpático, ya que el órgano en que el simpático es excitador el parasimpático actúa como inhibidor, pero en realidad la mayor parte de los órganos están controlados principalmente por uno de los dos sistemas, de manera que excepto en raras circunstancias, los dos sistemas no se oponen activamente el uno al otro.

En la Figura 37 se muestra la organización general de los sistemas nerviosos simpático y parasimpático, mostrando una de las dos cadenas simpáticas a un lado de la columna vertebral y los nervios que desde ellos van a los diferentes órganos internos.

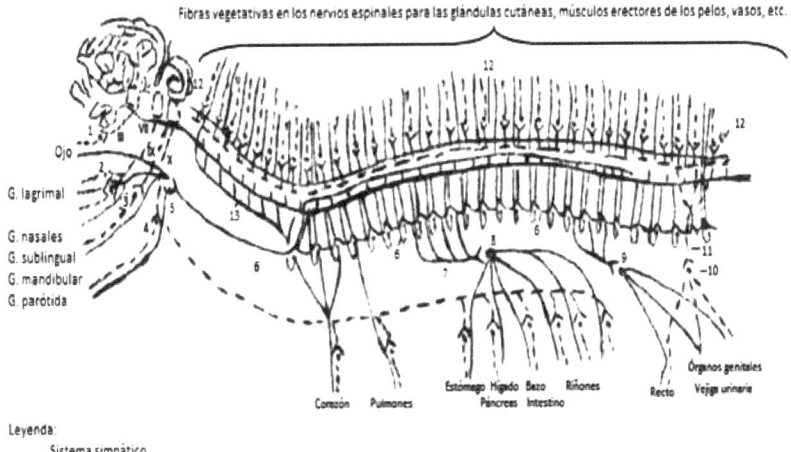

Figura 37 Esquema del Sistema Nervioso Vegetativo

Las fibras nerviosas simpáticas se originan en la médula espinal entre los segmentos T-1 y L-2. Empiezan en las neuronas motoras simpáticas de las astas intermedio-laterales de la sustancia gris medular. Figura 38

Cada vía simpática está formada por una neurona pre-ganglionar y una posganglionar. El cuerpo de la neurona pre-ganglionar, se halla en la médula espinal y su fibra pasa por la raíz anterior de la médula o a un nervio raquídeo, luego por el ramo blanco del nervio espinal a la cadena simpática. Aquí la fibra hace sinapsis con neuronas posganglionares, o bien muchas veces atraviesa la cadena y va por uno de sus nervios hasta hacer sinapsis con neuronas posganglionares en ganglios simpáticos más alejados. La fibra de cada neurona posganglionar sigue luego un nervio adicional hasta llegar a su destino en un órgano periférico.

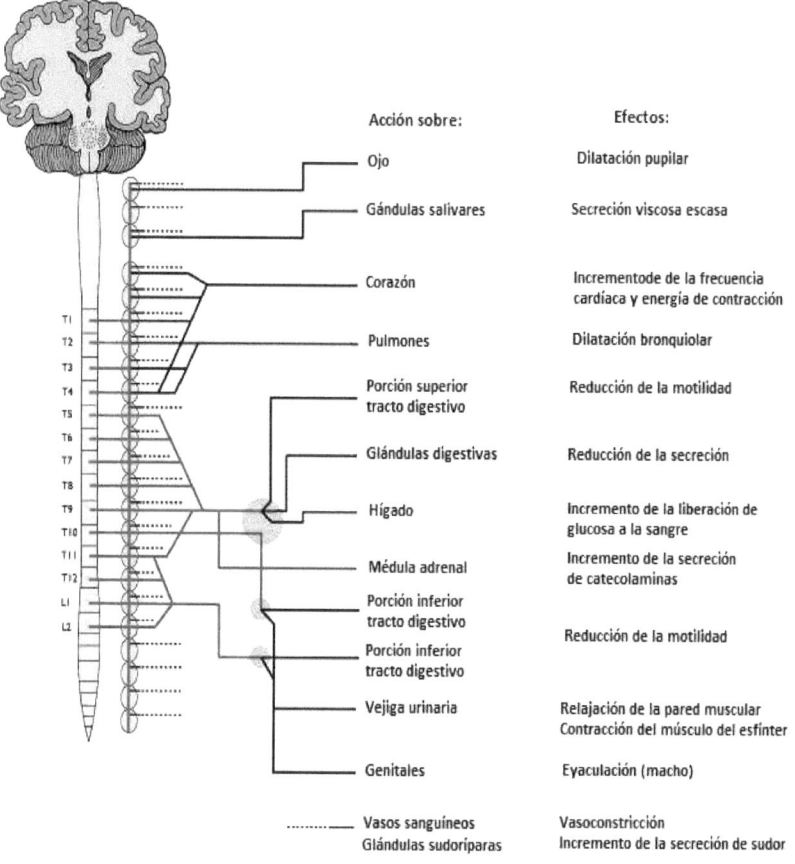

Figura 38 Sistema nervioso simpático. Acción sobre órganos y sus efectos

Para el caso particular de la médula adrenal, las fibras nerviosas simpáticas preganglionares siguen desde las astas intermediolaterales de la médula espinal, sin hacer sinapsis, pasando por las cadenas simpáticas y por los nervios asplácnicos para llegar a las médulas adrenales, terminando directamente en células especiales que secretan noradrenalina y adrenalina (catecolaminas).

En el Sistema Nervioso Parasimpático sus fibras abandonan el sistema nervioso central siguiendo varios nervios craneales (III, VII, IX y X), los 2do y 3er pares sacros y, a veces, el 1ro y 4to. Probablemente el 80% o más de todas las fibras parasimpáticas pasan por los nervios vagos para todas las regiones torácicas y abdominales. Figura 39

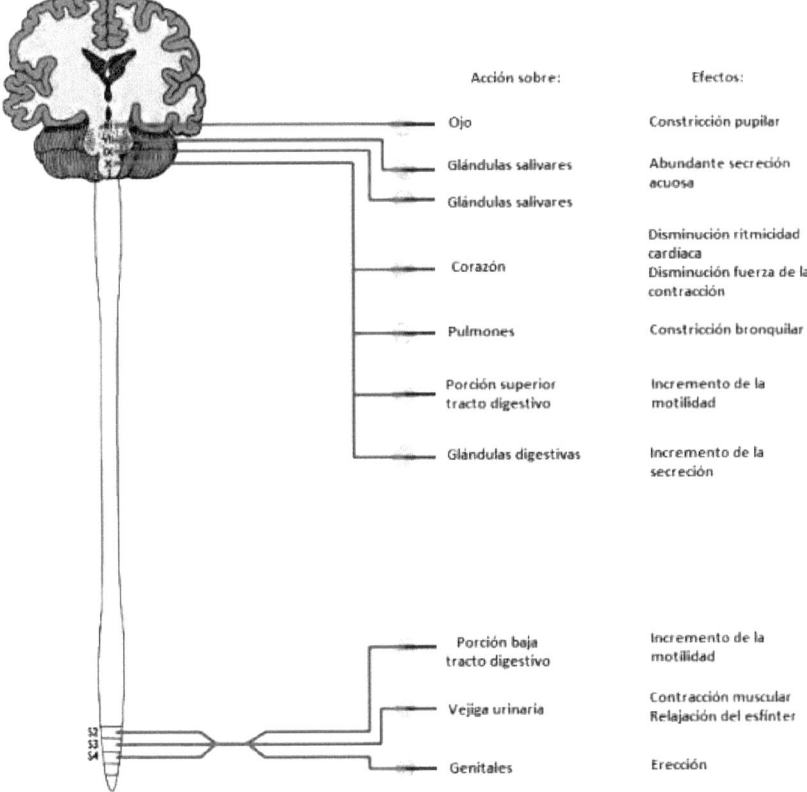

Figura 39 Sistema Nervioso Parasimpático. Acción sobre órganos y sus efectos

Este sistema, como el simpático, tienen fibras pre y posganglionares, pero con excepción de algunos nervios parasimpáticos craneales, las fibras preganglionares pasan sin interrupción hasta el órgano inervado por él. En la pared del órgano están localizados ganglios periféricos de este sistema. Las fibras preganglionares hacen sinapsis en ellos. Luego las fibras posganglionares cortas abandonan el ganglio y se difunden por la sustancia del órgano.

Diferencias anátomo-funcionales

Existen diferencias entre las dos divisiones del Sistema Nervioso Vegetativo desde el punto de vista anátomo-funcional, las que son:

1. La estimulación del parasimpático produce una respuesta más rápida en el efector que en el simpático. Asimismo, el efecto también es más breve que en el simpático.
2. El simpático presenta fibras preganglionares cortas y las posganglionares largas, en el parasimpático ocurre a la inversa.
3. La velocidad de conducción de los impulsos nerviosos de las fibras parasimpáticas es más elevada que en las simpáticas posganglionares, parte de las cuales son amielínicas.
4. Es obvio que anatómicamente también existe una diferencia en cuanto al origen de cada uno de los sistemas.

Mediadores químicos

Las neuronas preganglionares del sistema simpático y del parasimpático son colinérgicas porque secretan acetilcolina en sus terminaciones nerviosas.

Existen diferencias en los mediadores existentes en la terminación de las fibras posganglionares. Solo unas pocas terminaciones posganglionares del simpático secretan acetilcolina, siendo colinérgicas; pero la gran mayoría de las terminaciones simpáticas secretan noradrenalina, siendo adrenérgicas. Por su parte el parasimpático secreta exclusivamente acetilcolina, siendo colinérgicas.

Es así que la acetilcolina y la noradrenalina secretadas por las fibras posganglionares actúan sobre los diferentes órganos causando efectos parasimpáticos o simpáticos respectivamente. Por lo tanto, estas sustancias se denominan mediadores simpáticos y parasimpáticos, respectivamente.

Papeles fisiológicos del Sistema Nervioso Vegetativo

Como hemos señalado, la estimulación simpática o parasimpática causa efectos específicos sobre diversos órganos, lo que no permite hacer ninguna generalización al respecto.

En la Tabla 2 se presentan algunos efectos de las dos divisiones de este sistema sobre órganos específicos.

En el ojo: El simpático contrae las fibras meridianas del iris y, por lo tanto, dilata la pupila (midriasis). La estimulación parasimpática contrae el músculo circular del iris y provoca constricción pupilar (miosis).

Tabla 2 Actividades del Sistema Nervioso Vegetativo sobre órganos y estructuras específicas

ORGANO	SIMPATICO	PARASIMPATICO
Pupilas	Excita fibras meridianas (midriasis)	Excita musculo circular iris (miosis)
Enfoque del cristalino	* * *	Excita musculo ciliar
Glándulas nasales, lagrimales, salivales y gastrointestinales	Motor vasos sanguíneos	Excitador
Glándulas sudoríparas	Excitador (fibras colinérgicas)	* * *
Glándulas apocrinas	Excitación	* * *
Sistema gastrointestinal	Inhibición ?	Motor
Corazón	Excitador	Inhibidor
Vagos sanguíneos circulación	Motor	* * *
Vagos sanguíneos músculos	Inhibidor (fibras colinérgicas) Motor (fibras adrenérgicas)	* * *
Presión arterial	Presor	Depresor
Pulmones: Bronquios Vasos sanguíneos	Inhibidor Ligeramente motor	Motor Inhibidor

El enfoque del cristalino es controlado totalmente por el parasimpático. El cristalino, normalmente, se halla aplanado por la tensión de sus ligamentos radiales. La excitación parasimpática contrae el músculo ciliar lo cual disminuye dicha tensión y permite que el cristalino se haga más convexo, en consecuencia, el ojo enfoca los objetos cercanos.

Las glándulas del cuerpo: Glándulas nasales, lagrimales, salivales y muchas gastrointestinales son fuertemente estimuladas por el parasimpático, originando así volúmenes copiosos de secreción. Las más intensamente controladas por éste en el tubo digestivo son las de la parte alta, mientras que las del intestino delgado y grueso dependen de factores locales en el propio intestino.

El simpático tiene poco o ningún efecto sobre la secreción glandular, pero causa constricción de los vasos sanguíneos que riegan las glándulas y en esta forma suele disminuir la secreción.

Las glándulas sudoríparas son intensamente estimuladas por el simpático, no modificándose por estimulación parasimpática. De todas maneras, las fibras simpáticas para la mayor parte de las glándulas sudoríparas son colinérgicas. Además, como los estímulos excitatorios para éstas parten de núcleos hipotalámicos considerados parasimpáticos, el sudor podría considerarse función parasimpática.

Las glándulas apocrinas secretan en respuesta simpática, pero no reaccionan al parasimpático.

Sistema gastrointestinal: El sistema digestivo tiene sus propios nervios intrínsecos en forma de plexo intramural. Sin embargo, tanto la estimulación parasimpática como la simpática puedan afectar la actividad gastrointestinal, en particular la primera. El parasimpático en general aumenta la actividad del tubo digestivo estimulando el peristaltismo, acompañado de un aumento de secreción de las glándulas digestivas que expresamos anteriormente. La función normal del tubo digestivo no depende mucho del simpático. Sin embargo, en algunas enfermedades una estimulación simpática enérgica inhibe el peristaltismo y aumenta el tono de los esfínteres, provocando una disminución de la propulsión de los alimentos por el tubo digestivo.

Corazón: La actividad simpática aumenta la actividad cardíaca, ya que incrementa la frecuencia e intensidad de los latidos. El parasimpático causa efectos opuestos, disminuyendo la actividad global del corazón.

Vasos sanguíneos de la gran circulación: La mayor parte de los vasos sanguíneos del cuerpo, especialmente los de las vísceras abdominales y de la piel de las extremidades, se constriñen cuando hay estimulación simpática, mientras que la parasimpática los dilata.

Las fibras simpáticas adrenérgicas de los músculos causan ligera constricción de los vasos, mientras las colinérgicas dilatan intensamente los vasos durante las primeras fases del ejercicio muscular.

Presión arterial: El simpático aumenta la propulsión del corazón y la resistencia al paso de la sangre por las arterias, lo cual puede hacer que la presión aumente considerablemente.

La estimulación parasimpática disminuye la eficacia de la bomba cardíaca, reduciendo algo la presión, aunque no tanto como el simpático la aumenta.

Pulmones: En general sus estructuras no tienen gran inervación vegetativa por lo tanto, los efectos de tales estimulaciones son ligeros. El simpático dilata ligeramente los bronquios y constriñe algo los vasos sanguíneos. El parasimpático causa constricción ligera de los bronquios y quizás dilata un poco los vasos.

Función de la médula adrenal en la actividad del simpático
La estimulación de nervios simpáticos para las médulas adrenales provoca que se liberen grandes cantidades de adrenalina 75 % y noradrenalina 25 % que pasan a la sangre circulante y así son llevadas por la sangre a todos los tejidos de la economía. Estas dos sustancias provocan los mismos efectos en todo el cuerpo que la

estimulación simpática directa, ya que la noradrenalina es el mediador simpático y la adrenalina tiene similitud con ésta, con la única diferencia que aumenta la intensidad del metabolismo y gasto cardíaco en mucho mayor grado que la noradrenalina y por ende que la estimulación directa del simpático.

El valor de la médula adrenal radica en que cuando cualquier parte del sistema nervioso simpático es estimulado, todo el sistema o por lo menos la mayor parte es estimulada al mismo tiempo. En consecuencia, la noradrenalina y adrenalina (catecolaminas adrenales) casi siempre son liberadas por las médulas adrenales al mismo tiempo que los diversos órganos son estimulados directamente por el simpático. Sufren, por lo tanto, los órganos dos estimulaciones simultáneas: directas por el simpático e indirectamente por las catecolaminas.

Este mecanismo dual brinda un factor de seguridad ya que un mecanismo es capaz de sustituir al otro cuando falta.

Tonos simpático y parasimpático
Los sistemas simpático y parasimpático se hallan en constante actividad y esta intensidad basal de actividad se conoce con los nombres de tono simpático y parasimpático respectivamente.

El valor del tono estriba en que permite que un solo sistema nervioso aumente y disminuya la actividad del órgano estimulado.

Ej.: El tono simpático mantiene, normalmente, casi todos los vasos sanguíneos constreñidos hasta aproximadamente la mitad de su diámetro. Aumentando el grado de estimulación simpática los vasos pueden constreñirse todavía más y, por otra parte, inhibiendo el tono normal dichos vasos pueden dilatarse. Si no fuera por la existencia del tono simpático autónomo, el simpático solo podrá causar constricción, nunca vasodilatación.

Para el caso del parasimpático, la extirpación quirúrgica del parasimpático al intestino a través del corte del vago, puede causar atonía intestinal y gástrica grave y muy prolongada. Ello indica que normalmente el tono parasimpático del intestino es muy fuerte. No obstante, este tono puede inhibirse desde el encéfalo, por lo que de esta forma puede aumentarse o disminuirse la actividad gastrointestinal.

En estado de reposo las catecolaminas adrenales poseen una secreción basal de 0,2 mg/kg/m para la adrenalina y de 0,07 mg/kg/m para la noradrenalina). Cantidades suficientes incluso para mantener normal la presión arterial incluso en ausencia de las vías simpáticas. Por lo tanto, es evidente que gran parte del tono simpático resulta de la secreción basal de las catecolaminas.

Características difusas de los reflejos simpáticos y características discretas de los reflejos parasimpáticos

Al ser estimulado el simpático, grandes porciones del mismo son estimuladas simultáneamente, lo que se designa como "descarga masiva". Esta característica del control simpático corresponde a la regulación generalizada de las funciones simpáticas, como la regulación de la presión arterial o del metabolismo basal.

A pesar de lo señalado, en unas pocas ocasiones se puede producir actividades simpáticas en porciones aisladas del sistema, siendo las más importantes:

1. El proceso de la regulación térmica, en la cual el mismo controla el sudor y el volumen de sangre que pasa a la piel sin afectar otros órganos también inervados por él.
2. En algunos animales durante la actividad muscular, las fibras vasodilatadoras colinérgicas de los músculos activos son estimuladas independientemente de todo el resto del simpático.
3. Muchos reflejos locales que afectan la médula espinal, pero no los centros nerviosos altos, afectan zonas localizadas, así tenemos por ejemplo, el calentamiento de una zona local cutánea, la cual ocasiona vasodilatación a nivel de la misma, con sudor, mientras que el enfriamiento origina vasoconstricción.

De forma contraria al simpático, la mayoría de los reflejos parasimpáticos son relativamente específicos. Por ejemplo, la acción refleja del parasimpático sobre el corazón suele ocasionar efecto solamente en el mismo, ocasionando aumento o disminución de la frecuencia cardiaca.

De forma similar los reflejos parasimpáticos en muchas ocasiones solo causa secreción salivar o solamente gástrica. También tenemos que el reflejo de la defecación afecta solo el recto y no en grado importante otras porciones del intestino.

No obstante, en muchas ocasiones se necesita la asociación entre funciones parasimpáticas estrechamente relacionadas. Citemos como ejemplo que aunque la secreción salival puede producirse de forma independiente a la gástrica, las dos suelen coincidir y también se les simultanea la pancreática. También el reflejo de defecación muchas veces inicia el reflejo de la micción, por lo que se produce simultáneamente la defecación y la micción, el proceso inverso también origina ambos procesos.

Función de alarma o estrés del sistema nervioso simpático
Podemos discernir de lo que ya conocemos acerca de la característica de la descarga masiva simpática, que la misma aumenta en diversas formas la capacidad del organismo de llevar a cabo una actividad muscular enérgica, lo que podemos resumir de esta forma:
1. Aumenta la presión arterial

2. Aumenta el riego sanguíneo pera los músculos activos, con disminución del riego sanguíneo para los órganos que no requieren de una actividad rápida
3. Aumenta el metabolismo basal do todo el organismo
4. Aumenta la glicemia
5. Aumenta la glicolisis en los músculos
6. Aumenta la fuerza muscular
7. Aumenta la actividad mental
8. Aumenta la coagulación sanguínea

La concordancia de todos estos procesos a un mismo tiempo, hace que el animal pueda llevar a cabo una actividad física mucho más intensa de lo que sería posible en otra situación. Como es el estrés físico el que suele excitar al sistema simpático, con frecuencia se expresa que el fin del simpático es proporcionar una activación extra del organismo en situaciones de alarma, lo que es llamado "Reacción de alarma simpática".

En los estados emocionales también está fuertemente excitado el simpático. Por ejemplo en los estados de rabia, el que es desencadenado por estimulación hipotalámica, se transmiten señales hasta la formación reticular y la médula para provocar descarga simpática masiva, sucediéndose todos los acontecimientos que anteriormente describimos. Ocurre así la llamada "Reacción de alarma simpática", la que también es denominada como "Reacción de lucha o de fuga¨, y en tales circunstancias el animal reacciona luchando o escapando.

Contrario a lo descrito tenemos que en las reacciones del parasimpático predominan los fenómenos de asimilación, deducción fácil al considerar sus efectos sobre órganos específicos que tratamos anteriormente, como la estimulación de todos los procesos que intervienen en las actividades de asimilación de los alimentos, así como la lentificación del ritmo cardíaco, disminución de la presión sanguínea, respiración y constricción de la pupila.

Capítulo 6 Los reflejos condicionados y el ciclo vigilia sueño

Reflejos condicionados e incondicionados. Sus conceptos. Criterios de Pavlov sobre los reflejos

Si se introduce un alimento o una solución acida en la cavidad bucal de un perro, el estímulo de los receptores localizados en esta región desencadena el reflejo de la salivación y las glándulas salivales comienzan a segregar. Este reflejo es innato y se produce en cualquier ocasión. Por ello los reflejos que ocurren en esta forma se conocen con el nombre de reflejos incondicionados.

Sin embargo, se ha observado que el alimento (excitante específico) no es el único capaz de provocar el reflejo, sino que ciertas operaciones que acompañan la preparación de los alimentos pueden también desencadenar la secreción salivar. Ésta comienza, por ejemplo, cuando el animal oye los ruidos de los recipientes que contienen la comida. Estos ruidos, al principio, no constituyen un estímulo para los receptores del reflejo salivar, sino que éste se desencadena por los alimentos distribuidos a la vez. Transcurridos algún tiempo, la secreción se inicia con la simple audición de los ruidos, aunque el animal no reciba los alimentos al mismo tiempo. Este tipo de reflejo, como todo reflejo es involuntario, conociéndose como reflejo condicionado, ya que no es innato, sino que se adquiere por la asociación de un excitante indiferente con otro específico.

La expresión "reflejo condicionado" se debe al eminente fisiólogo ruso Pavlov que fue el primero en estudiarlos intensivamente y perfeccionarlos con su escuela, demostrando que no sólo se pueden obtener reflejos condicionados, sino también un conjunto de reacciones complejas, por lo que se habla más bien de reacciones condicionadas.

Adoptando el criterio de Pavlov caben distinguirse dos tipos de reflejos con características específicas, tales como:
1. Los reflejos congénitos o incondicionados, que como denota este último nombre, son independientes o ligeramente pendientes de las condiciones circundantes. Se encuentran en todos los individuos de la misma especie, supuesto normal su sistema nervioso central. Pueden desaparecer con la edad o no surgir hasta la madurez pero estos siempre reaparecen y siguen un curso análogo en la generación siguiente. Son pues hereditarios, tienen vías nerviosas propias y no precisan de la corteza cerebral. Todos los reflejos medulares, bulbares y cerebelosos son catalogables aquí. Actividades reflejas simples cono el reflejo patelar, el pupilar o el corneal; otros más complicados, como los relacionados con el mantenimiento del equilibrio o de la locomoción, y aún otros sumamente complejos, calificados a menudo de instintos, pertenecen a este grupo.

2. Los reflejos condicionados, denominación indicadora que se requieren ciertas condiciones para su creación, tienen asiento principalmente en la corteza cerebral y constituyen un carácter peculiar de cada individuo, ya que requieren un aprendizaje y por tanto no se encuentra necesariamente en los demás representantes de la misma especie. Son muy numerosos.

Mediante un ejemplo sencillo obtendremos la idea del mecanismo general para el establecimiento de un reflejo condicionado: Figura 40

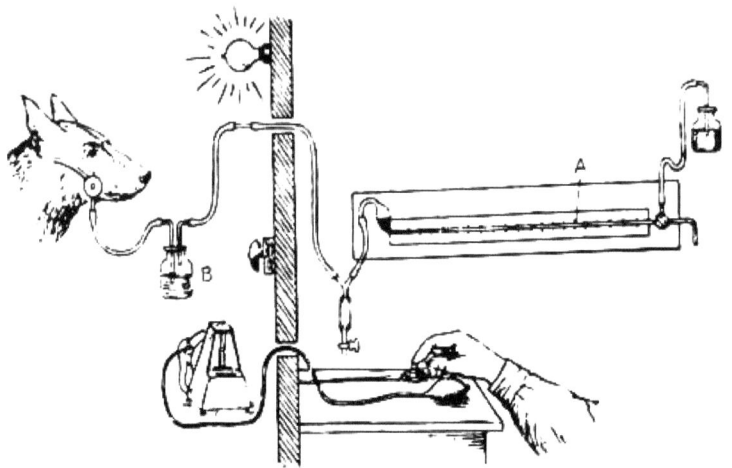

Figura 40 Montaje experimental para el estudio de un reflejo salivar condicionado

El flujo salivar provocado por un estímulo (luz, timbre, metrónomo) se recoge en el recipiente B y su volumen se mide por el desplazamiento de la columna de líquido en el tubo graduado A. El animal y el experimentador están separados para evitar los influjos inhibidores. (Tomado de E. Kolb)

Todos los perros segregan saliva cuando se coloca un alimento en su boca. La introducción de una sustancia alimenticia en la cavidad bucal actúa de estímulo provocador de la respuesta refleja incondicionada que es la secreción salivar, es pues un estímulo incondicionado. Pero ha determinado perro se le acostumbra a que la comida se le sirva en el mismo plato, o es una sola persona la que habitualmente le lleva el alimento, o se le hace oír reiteradamente el sonido de una campana coincidiendo con el estímulo incondicionado, y al cabo de cierto tiempo observamos que los excitantes citados, la visión del plato, la presencia de la persona, el sonido de la campana, antes neutrales, pueden ahora por sí mismo hacer entrar en juego a las glándulas salivares, o lo que es lo mismo, se han convertido para el individuo en cuestión en estímulos condicionados.

Este ejemplo enseña que los reflejos condicionados se instauran primariamente sobre la base de los reflejos innatos o incondicionados.

Una imagen significada de la realización de un reflejo condicionado aparece esquematizada en la Figura 41

Si un receptor A, por ejemplo una papila gustativa de la lengua, es excitado, el estímulo va desde A hasta el efector C, siguiendo un arco reflejo cuya sinapsis está en D, desencadenando la secreción salivar. La excitación de otro receptor D (por ejemplo la retina) produce un impulso que va desde D hasta P, tras recambiar en 3 y provocar, por ejemplo un reflejo pupilar. Sin embargo, los impulsos no quedan localizados en su arco reflejo, sino que se difunden por el órgano central debido a la existencia de anastomosis dirigidas en todos los sentidos, por ejemplo, también hacia G, aunque no pueden actuar todavía sobre la sinapsis B (esquema superior). Si los estímulos en A y D se aplican simultáneamente el impulso procedente de D puede franquear el recambio G-B debido al estado de excitación de B, así se forma un arco reflejo entre D y C, pasando por G y B. En consecuencia, el estímulo de D, en principio ineficaz sobre C, provoca una reacción en C aún tras la supresión del estímulo de A, estableciéndose un reflejo condicionado (esquema inferior).

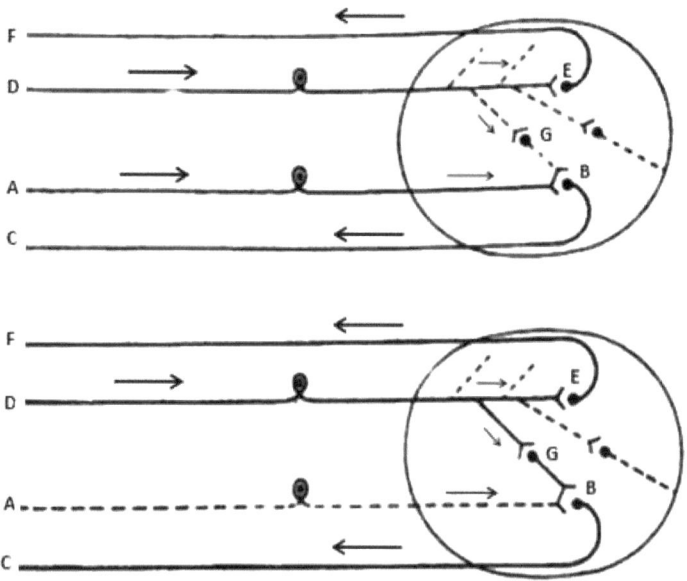

Figura 41 Esquema de la formación de un reflejo condicionado (tomado de E. Kolb)

Los reflejos condicionados pueden ser de carácter excitador, como en el ejemplo de la secreción salivar, o de carácter inhibidor. En el primer caso se habla de reflejos positivos o excitadores, y en el segundo de reflejos negativos o inhibidores.

Particularidades de los reflejos condicionados

Para el establecimiento esta clase de reflejos se requieren las circunstancias siguientes:

1. El animal debe encontrarse en perfecto estado de salud y el sistema nervioso se hallará libre de cualquier influencia simultánea.
2. Los reflejos condicionados sólo se desarrollan sobre la base de otro reflejo ya existente, que puede ser condicionado o incondicionado. La aparición de los reflejos condicionados jamás se hace de modo espontáneo. El estímulo neutral que se pretende convertir en condicionado podrá adquirir este carácter si actúa antes que el incondicionado y continúa sobreponiéndose a éste, pero no si obra con posterioridad.

   Ej.: Hagamos a un perro oír el tañido de una campana (estímulo neutral) e inmediatamente después démosle el alimento (estímulo incondicionado), cuya introducción en la boca determina secreción de saliva (reflejo incondicionado), procurando que siga percibiendo el sonido mientras come. Al cabo de un número de veces de repetir el experimento, el tañido de la campana se habrá convertido en estímulo condicionado, pues se basta por sí para provocar la secreción salivar (reflejo condicionado). No cabe duda que se ha establecido un enlace que conexiona el nuevo receptor (oído) con el órgano ejecutor (glándulas salivares). Invirtiendo el orden de aplicación de los excitantes, o sea la ingestión del alimento primero y el sonido de la campana después, éste no adquiriría nuevas propiedades.

3. Un reflejo condicionado se establece de forma progresiva. Después de siete u ocho asociaciones escapan por la fístula escasas gotas de secreción. Si las asociaciones alcanzan la treintena, el flujo salivar es más cuantioso y el período de latencia se acorta.

4. Cualquier estímulo neutral, incluso aquellos que son en un principio indiferente para el animal, empleados en la forma antes dicha son capaces de suscitar respuestas condicionadas. Los estímulos nocivos determinan por lo común, una reacción defensiva incondicionada, sin embargo a no ser que causen graves lesiones o despierten gran dolor, combinándose adecuadamente con la administración del alimento son también susceptibles de convertirse en estímulos condicionados. El reflejo alimentario en este caso es más fuerte que el reflejo de defensa. Pavlov señaló la subordinación de la reacción de defensa al reflejo alimentario observada en los perros cuando se pelean entre ellos mismos por la posesión del alimento. Se producen lesiones que en ese momento se toleran bien, no siendo capaces de provocar la reacción de defensa; ésta se encuentra

anulada por el reflejo alimentario, que es ahora dominante. Pero, desde luego, si la lesión es grave o pone en peligro la vida del animal, la reacción de defensa es la que prepondera.

5. Cuando el reflejo incondicionado es débil, resulta difícil edificar sobre él otro condicionado. La misma dificultad surge cuando el estímulo neutral que se trata de convertir en condicionado es de poca cuantía.

6. Los estímulos condicionados que conducen al mismo resultado "suman" sus efectos si son aplicados simultáneamente.

   Ej.: Un perro secreta 30 gotas de saliva después de oír un diapasón y 30 gotas al tocársele una pata; si los dos estímulos actúan al mismo tiempo, el animal secretará 60 gotas.

7. Es menester para que un estímulo condicionado mantenga este carácter que vaya seguido del incondicionado, del cual puede decirse que actúa como refuerzo del primero. Aplicando aisladamente el estímulo condicionado seguirá surtiendo efecto algunas veces más, pero llega un instante en que ya no determina la respuesta, el animal por así decirlo, llega a conocer que se trata de una señal engañosa y el reflejo condicionado se extingue. Reaparece mediante nuevas asociaciones que le refrescan. De este modo, los reflejos adquiridos pueden mantenerse durante largo tiempo, pero no indefinidamente.

8. Constituyen estímulos condicionados eficaces la atenuación o de desaparición de un agente neutral. Si en el caso escogido acostumbramos al perro a que ingiera el alimento una vez

suprimido el sonido o en un momento coincidente con la disminución de la intensidad del mismo, se observará que la cesión o atenuación del tañido de la campana se convertirá en excitantes condicionados para la secreción salivar.

9. Si el estímulo neutral no antecede inmediatamente al incondicionado, sino que una vez que ha actuado el primero se deja transcurrir un intervalo de 1 a 3 minutos antes de aplicar el segundo, veremos en el ejemplo que hemos utilizado, que ni el toque de la campana ni su cesación causan la secreción salivar inmediatamente, ésta aparece después de un espacio de tiempo análogo al establecido en el experimento original. Según la magnitud de este intervalo, los reflejos así creados se llaman de huella larga o corta (reflejo retardado). Si no se deja una pausa entre el estímulo neutral y el incondicionado se trata de un reflejo diferenciado.

10. Un lapso de tiempo puede obrar también como estímulo condicionado. Sirviendo a un perro comida cada 30 minutos, llegará un instante en que transcurrida la media hora, aunque no se le proporcione el alimento, la secreción salivar se instaura.

11. Se llaman reflejos condicionados secundarios aquellos que se establecen sobre otro reflejo condicionado firmemente arraigado.

    Ej.: Aplíquese un estímulo indiferente juntamente con el sonido de la campana ya convertido en agente condicionado y aquél terminará adquiriendo el mismo carácter que éste. Es condición precisa para el éxito que el nuevo excitante cese segundos antes de actuar el estímulo condicionado primario, y el intervalo será tanto mayor cuanto más intenso sea el primero, pues de lo contrario se provoca una reacción inhibidora. Por análogo mecanismo es posible obtener reflejos de tercero o cuarto orden (concatenados).

12. Un reflejo condicionado establecido a un estímulo dado no conduce a la formación de otros reflejos condicionados, así que en nuestro ejemplo (reflejo provocado por la campana) la aplicación casual de un estímulo luminoso, cutáneo, etc., quedará sin respuesta.

13. Particularmente interesante es la irradiación de los reflejos. Supongamos que en un estímulo táctil recaído sobre una zona cualquiera de la piel se convierte en condicionado para la secreción salivar en forma tal que la excitación condicionada precede inmediatamente a la ingestión de alimento. Construido el reflejo se comprobará que el mismo estímulo aplicado a otras áreas cutáneas, produce un efecto más pequeño que obrando sobre la superficie primitiva. A medida que el reflejo se va instaurando con más firmeza la extensión de la irradiación disminuye, hasta que se reduce a una pequeña zona en torno a la primitivamente estimulada. Así pues, el reflejo es casi específico dentro del mismo órgano receptor, y, además, apenas presenta irradiación.

Inhibición. Su clasificación

Bajo determinadas circunstancias se interrumpe un reflejo condicionado. Se inhibe la evolución del mismo, por lo que los procesos que lo determinan se conocen con el nombre de inhibiciones. Según el origen de estas últimas Pavlov las dividió aplicándolas a los reflejos condicionados en externa o indirecta e interna o directa.

Si en el curso de la evolución de un reflejo condicionado actúa sobre el animal un estímulo externo (un ruido súbito, un olor, una luz, un objeto nuevo en el cuarto, etc.) que actúe sobre el sistema nervioso impresionando al animal despertando su curiosidad o desviando la atención, éste se inhibe, se debilita tanto más cuanto mayor sea la fuerza de aquél. Ej.: Si en la evolución de un reflejo alimenticio, aparece un ruido suplementario, desciende fuertemente la secreción salivar. Se trata en este caso de una inhibición externa o indirecta, la cual se debilita también tras aplicaciones repetidas del mismo estímulo inhibidor para, finalmente, dejar de producir su efecto.

En contraposición con este tipo de inhibiciones están las inhibiciones internas o directas. Este tipo de inhibiciones puede conducir también a la extinción de los reflejos condicionados y permite explicar el alargamiento del período de latencia en los reflejos diferidos o retardados. En efecto, si durante dicho período de latencia se aplica un nuevo estímulo neutral (indiferente) provoca una respuesta inmediata. Ya señalábamos que las excitaciones indiferentes inhiben la evolución del reflejo.

Ej.: Supongamos que la nota de un órgano de mil vibraciones la hemos convertido en estímulo condicionado para la secreción salivar. Bien establecido el reflejo se sigue aplicando la nota sin el acompañamiento del alimento, llegará un momento que se producirá inhibición por extinción. Si entonces superponemos al estímulo sonoro, ahora ineficaz, otros reactivos indiferentes como el resplandor de una lámpara ante los ojos del perro, sobreviene la secreción salivar, recobrando el sonido su eficacia como estímulo condicionado. Este fenómeno fue llamado por Pavlov como inhibición de la inhibición o desinhibición.

Otra inhibición interna es la inhibición de diferenciación, la cual aparece cuando se producen dos estímulos similares de los que uno va seguido de la administración del alimento. Ej.: El sonido de 800 vibraciones es condicionante de la secreción salivar, y sonidos con 200 a 300 vibraciones más o menos que el condicionante, dan lugar también a reflejos accesorios. Si los accesorios se aplican sin el estímulo específico (administración del alimento) pierden rápidamente su eficacia, y en cambio el reflejo original no se afecta, haciéndose en consecuencia más específico.

Las inhibiciones externas son innatas por lo que tienen un carácter incondicionado. Las internas son adquiridas por lo que se conocen como inhibiciones condicionadas o reflejos negativos condicionados.

<u>Inducción</u>

El proceso de inhibición producido por un reflejo condicionado estable localizado en regiones vecinas del cerebro se denomina inducción negativa. Por el contrario, se habla de inducción positiva cuando se puede encontrar una acción estimulante en las regiones del cerebro próximas a las de un proceso de inhibición interna instituida de forma estable.

<u>La corteza cerebral y los reflejos condicionados</u>

Según Pavlov, las asociaciones repetidas crean una nueva ligazón entre un estímulo primitivamente indiferente y la respuesta condicionada y esta ligazón debe ser considerada como reflejo ya que es el resultado de un contingente de condiciones estrictas y particulares.

Para explicar la formación de los reflejos condicionados Pavlov invocó el principio de la dominancia: cuando un centro nervioso es asiento de una actividad intensa, esta actividad domina relativamente a la de otros centros, y todo sucede como si aquél atrajera los influjos recogidos por otras partes del sistema nervioso, y como si estos influjos contribuyeran aún a reforzar su propia actividad.

Ej.: Un sonido reiteradamente precede a la aplicación de un excitante rápido que hará entrar en juego al centro salivar; con el tiempo la actividad de este último se vería desviada por los influjos de la corteza auditiva y una conexión se establecería entre el área acústica y la del centro salivar.

Esta concepción supone que el arco de los reflejos condicionados pasa por la corteza cerebral. En efecto, Pavlov admitió que no era posible fijar reacciones condicionadas en el animal decorticado y que la destrucción de las áreas receptoras (auditiva, visual, etc.) descartarían toda posibilidad de condicionamiento auditivo, visual, etc.; por el contrario, conservando solamente las áreas receptoras y excluyendo campos corticales secundarios, sería todavía posible obtener respuestas condicionadas, si bien en estas circunstancias son poco intensas y mal diferenciadas. La integridad de la totalidad de la esfera cortical se requeriría para que dichas respuestas se manifiesten con toda eficacia y con diferenciación normal. Sin embargo, se ha demostrado que la destrucción de las áreas receptoras corticales no anula la posibilidad de condicionar los estímulos correspondientes, es decir, un eslabón cortical no es preciso y estrictamente necesario para el condicionamiento del estímulo, y el área condicionada no es el lugar donde se realizan los procesos iniciales y fundamentales.

Ello es debido a que en el tallo cerebral se localiza específicamente un "cierre del circuito de los reflejos condicionados" en la formación reticular mesencefálica, ya que esta área es un lugar de convergencia para todas las aferencias sensoriales. El cierre de los circuitos condicionados encuentra en el tronco cerebral el origen de las vías efectoras; el segmento motor del arco reflejo podría nacer en el hipotálamo o en la propia sustancia reticular. La repercusión sobre la corteza se haría por proyecciones corticípetas del hipotálamo, por las del sistema reticular ascendente y las del sistema talámico de proyección difusa.

Significación do los reflejos condicionados
Por estos reflejos el individuo adapta su conducta a las experiencias que recibe continuamente. Señalan o prevean ciertos acontecimientos y permiten al organismo anticiparse a ellos.

La fijación de estos reflejos ha sido muy utilizada en la enseñanza y la educación, aunque no la totalidad de estos procesos y toda la actividad cerebral sean puramente fenómenos reflejos condicionados.

Ciclo Vigilia–Sueño
Características del Ciclo vigilia-sueño
En los animales se observan variaciones periódicas en su actividad vital, apreciables en los distintos órganos. Las fases de

hiperactividad van seguidas de otras en que ésta aparece disminuida e incluso anulada, fases que se alternan según un ritmo determinado. Las fases de hiperactividad coincidentes con la fase activa de las células corticales constituyen el estado conocido como ¨vigilia¨. El período de menor actividad del sistema nervioso central va acompañado de una serie de manifestaciones que afectan a las diversas partes del organismo y que en conjunto se conocen con el nombre de ¨sueño¨.

Se define como ciclo de vigilia-sueño a la alternancia rítmica entre los estados de "estar despierto" (vigilia) y "estar dormido" (sueño).

El sueño es un proceso reparador o de reposo que se traduce esencialmente por una disminución o abolición temporal de los impulsos motores y de la voluntad. Se trata de un proceso de imperiosa necesidad fisiológica, demostrado por el hecho que los animales se pasan un tercio del día durmiendo, por lo que impedir el sueño a un perro durante algunos días consecutivos le provoca la muerte.

En el sueño se disminuye la actividad del Sistema Nervioso Central, sobre todo de la corteza cerebral, lo que no va necesariamente acompañado de una disminución de la actividad de otros órganos, aunque se observa una disminución general del tono simpático, a excepción de los impulsos para los glándulas sudoríparas, que está aumentado. Se incrementa el tono parasimpático en las fibras destinadas al corazón y la pupila, debilitándose en las destinadas a las glándulas digestivas y lagrimales. El tono de la musculatura estriada está generalmente disminuido a excepción del de los músculos palpebrales que está aumentado.

Durante el sueño predominan los procesos de recarga y regeneración de la mayoría de los órganos, especialmente el sistema nervioso central. Todos estos fenómenos que interesan a los diversos sistemas orgánicos del cuerpo están para su coordinación bajo el control de un centro del sueño situado en el hipotálamo y cuya estimulación en los animales provoca el sueño. Por el contrario, en la formación reticular del tronco del encéfalo existe un centro de la vigilia cuya estimulación despierta a los animales dormidos. El centro de la vigilia debe filtrar los impulsos que le llegan, en el sentido que solamente produzcan el despertar aquellos que suponen algún peligro para el organismo. Los estímulos sensoriales cuando se repiten con frecuencia, como en el caso de un ruido continuo, acaba por perder su capacidad de despertar a los animales dormidos.

Todavía es poco conocido en que se basa el origen del sueño y con ello los ciclos de vigilia-sueño. Una explicación del mismo es que el centro de la vigilia, incluido en los sistemas activadores de la formación reticular ve disminuida su actividad por causas todavía sin aclarar suficientemente y la vigilia por una hiperactividad. Estas concepciones no excluyen el eventual papel del acondicionamiento, según Pavlov, como factor determinante del sueño, interviniendo por mediación del sistema reticular del tallo cerebral y señaló que la inhibición conduce al sueño, donde la inhibición condicionada conduce a un sueño local, es decir, limitado a ciertos centros y el sueño propiamente dicho traduciría una difusa inhibición cerebral.

En resumen, en tanto la corteza cerebral pueden mantener su facultad analizadora relacionada con las impresiones procedentes de los distintos receptores y mantenida "despierta" por los reflejos de la formación reticular activadora, el sujeto se mantiene en estado de vigilia. Debilitado el funcionalismo cortical por un proceso de inhibición interna o por la supresión de estímulos periféricos, se inhibiría también la formación reticular activadora y el individuo resultaría incapacitado para permanecer despierto. El ritmo de la sucesión de periodos de vigilia y sueño sería, por lo tanto, un fenómeno adquirido y no innato.

Estructuras del Sistema Nervioso relacionadas con el ciclo Vigilia–Sueño
Teoría de las retroalimentaciones positivas
La formación reticular comanda, en conjunto con otras estructuras del sistema nervioso central: la corteza cerebral, la médula espinal y el sistema nervioso simpático, el ciclo vigilia-sueño, mediante un

sistema de controles (3) que operan por retroalimentación positiva. La formación reticular presenta una estrecha relación funcional con el sistema límbico y el hipotálamo por lo que se desempeña como factor importante de la conducta animal. Esta relación funcional con el sistema límbico puede alterar la conciencia, la percepción, la actividad motora voluntaria e involuntaria y modificar indicadores vitales como la respiración y la actividad cardiovascular.

El nivel de vigilia del individuo es fundamental para dar la respuesta de conducta adecuada en función al estímulo que la desencadena.

La capacidad de percibir y responder ante los estímulos es una actividad inherente a la corteza cerebral activa. Le corresponde a la formación reticular mantener "despierta" la corteza para el control nervioso de las acciones conductuales.

El sistema activador reticular ascendente (SARA) lo forma un sistema neuronal en cadena que se extiende desde el tronco encefálico hasta la región diencefálica del nivel encefálico bajo.

Por las modificaciones de su nivel de excitación, la formación reticular determina si el animal está en vigilia (despierto) o dormido (sueño). La conexión de la formación reticular con la corteza cerebral puede ser mediante dos vías: conexión directa a través de la cual los axones de las zonas altas se proyectan por vías sub-talámica hacia la corteza (SARA) y conexión indirecta con sinapsis en el tálamo y de aquí se distribuyen los impulsos nerviosos hacia casi todas las regiones corticales estableciéndose el sistema de proyección talámica difusa (SPTD) que corresponde con la prolongación rostral del SARA.

El SARA excitado establece un sistema de alarma general que activa al sistema nervioso y en especial a la corteza cerebral, el sistema límbico, los ganglios basales y el eje hipotalámico-hipofisiario lo que mantiene al animal en vigilia y alerta con capacidad de responder plenamente ante estímulos exógenos del medio ambiente o endógenos de necesidades propias de su fisiologismo.

Teorías que sustentan el ciclo vigilia-sueño
Se han desarrollado muchas teorías a fin de definir cómo y por qué se duerme y cuáles son las causas básicas que nos hacen dormir.

Una teoría dice que la cantidad de sueño que se experimenta, depende del tiempo en que se está despierto antes de dormir. Es decir que cuanto más tiempo permanezca despierto, y cuanto más cansado y somnoliento se encuentre, mayor será el impulso para conciliar el sueño y esto le hará dormir durante más tiempo, hasta que su organismo alcance la función normal (nuevo equilibrio).

Algunos investigadores creen que hay un ciclo de "reactivación–suspensión" independiente que se ejecuta con su propio ritmo, pero que también interactúa de acuerdo con el ritmo circadiano.

Estas teorías pasivas del sueño derivaron de las antiguas hipótesis de Aristóteles, Platón y Galeno sobre el sueño y prevalecieron hasta principios del siglo XIX.

Pierón a principios del siglo XX presentó una de las primeras aproximaciones al estudio del sueño, describiéndolo como un comportamiento caracterizado por un estado de reposo durante el cual no hay conciencia y se eleva el umbral de activación por estímulos sensoriales externos, siendo un estado reversible que cesa espontáneamente. Sugirió una relación entre ciertas sustancias químicas corporales y el estado del sueño.

A mediados de los años 30, Lomas estableció una correlación entre las etapas de vigilia y sueño en humanos y la actividad registrada en el EEG, señalando que existían cuatro etapas desde la vigilia al sueño real. Una etapa A de vigilia con reposo donde se observaba un ritmo alfa. Un estado B1 de somnolencia donde se apreciaban ondas de bajo voltaje, pero se perdía el ritmo alfa. Un estado B2 intermedio al sueño donde empezaban a aparecer ondas de bajo voltaje (ondas δ) y un estado C, que él denominó "sueño real", donde se apreciaban ondas de sueño y una cantidad moderada de ondas delta.

Bremer, en la misma década, realizó estudios de sueño en gatos seccionando a distintos niveles del tronco del encéfalo. Observó que en los animales en los que se había realizado una sección a nivel bulbo-espinal se presentaba un registro EEG propio del estado de vigilia. Sin embargo, si la sección se hacía a nivel mesencefálica, el animal presentaba un EEG característico de sueño.

Estas teorías pasivas se vieron potenciadas durante los años 40 por los trabajos de Moruzzi y Magoun, quienes consiguieron revertir el estado de sueño y sus manifestaciones en el EEG, estimulando la formación reticular del tronco del encéfalo.

Eugene Aserinsky y Nathaniel Kleitman en 1953 describieron por vez primera la existencia de una fase de sueño con movimientos oculares rápidos que se asocia a los ensueños y que se presenta a lo largo de la noche de una forma no azarosa sino con una ritmicidad. También han sido emitidas las llamadas teorías activas, que consideran que el sueño está ocasionado por un proceso inhibidor activo.

Una teoría preliminar sobre el sueño sostenía que las áreas excitadoras de la parte superior del tronco del encéfalo, el SARA, simplemente acababan cansadas después de que el sujeto estuviera todo un día despierto y como consecuencia quedaban inactivas. Un experimento importante varió esta idea hacia la creencia actual de que el sueño está ocasionado por un proceso inhibidor activo, al descubrirse que la sección transversal del tronco del encéfalo a una altura media de la protuberancia da lugar a una corteza cerebral que nunca se va a dormir.

La estimulación de diversas zonas específicas del encéfalo puede producir un sueño dotado de unas características próximas a las del sueño natural. Entre ellas figuran las siguientes:

La zona de estimulación para generar un sueño casi natural más constante, son los núcleos del rafe en la mitad inferior de la protuberancia y en el bulbo raquídeo. Estos núcleos comprenden una lámina fina de neuronas especiales situadas en la línea media. Las fibras nerviosas que nacen en ellos se diseminan a nivel local por la formación reticular del tronco del encéfalo y también ascienden hacia el tálamo, el hipotálamo, la mayor parte de las regiones del sistema límbico e incluso hasta la neocorteza cerebral. Además, otras fibras descienden hacia la médula espinal y acaban en las astas posteriores, donde son capaces de inhibir las señales sensitivas recibidas, incluido el dolor. Muchas terminaciones nerviosas de las fibras procedentes de estas neuronas del rafe secretan serotonina. Si a un animal se le administra un fármaco que bloquee su formación, muchas veces no puede dormir a lo largo de varios días después. Por tanto, se ha supuesto que la serotonina es una sustancia transmisora vinculada a la producción del sueño.

La estimulación de algunas zonas del núcleo del tracto solitario también puede generar sueño. Esta estructura es el punto de terminación en el bulbo raquídeo y en la protuberancia de las señales sensitivas viscerales que penetran a través de los nervios vago y glosofaríngeo.

El sueño puede promoverse mediante la estimulación de diversas regiones en el diencéfalo, como la porción rostral del hipotálamo, sobre todo en el área supraquiasmática y, en ciertas circunstancias, una zona en los núcleos de proyección difusa del tálamo.

Las lesiones en los centros promotores del sueño pueden producir un estado de intensa vigilancia. Lesiones localizadas en los núcleos del rafe pueden llevar a un estado de acusada vigilia, esto también ocurre en lesiones bilaterales en la porción medio-rostral supraquiasmática del hipotálamo anterior. En ambos casos los núcleos reticulares excitadores del mesencéfalo de la protuberancia parecen liberarse de una inhibición. A veces las lesiones del hipotálamo anterior pueden producir tal estado de vigilia, que el animal muere realmente de agotamiento.

Los últimos estudios publicados muestran algunas consideraciones teóricas que han posibilitado establecer una teoría para explicar la ritmicidad del ciclo vigilia-sueño y por tanto su regulación, siendo la más aceptada hasta el presente la siguiente: Figura 42

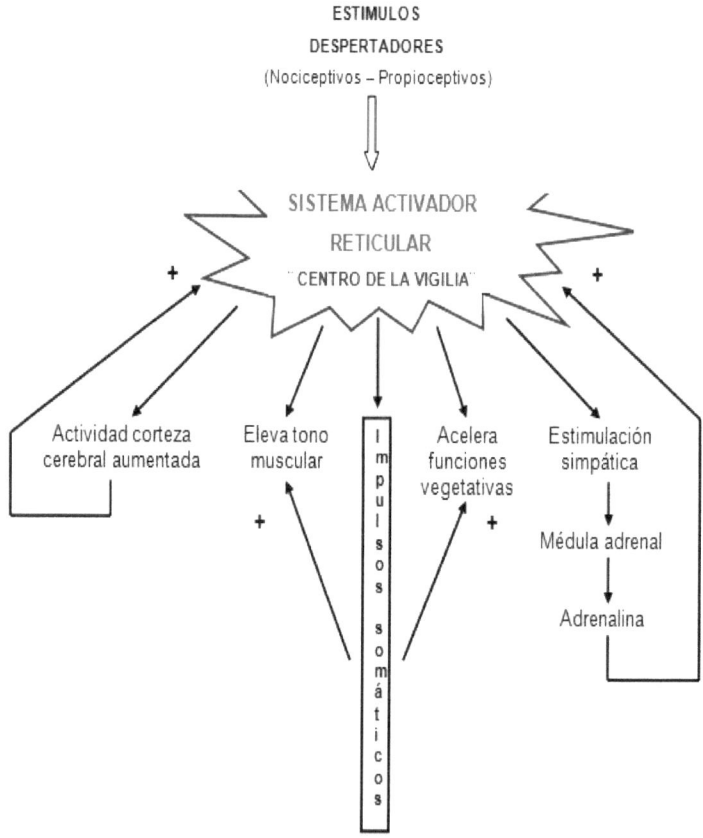

Figura 42 Esquematización de la teoría propuesta para explicar la ritmicidad del ciclo vigilia-sueño y su regulación

A nivel de la formación reticular se encuentra un sistema activador de las porciones más altas del sistema nervioso denominado sistema activador reticular ascendente (SARA) que controla el grado global de actividad del SNC, incluyendo el de la vigilia y el del sueño. Estímulos provenientes de este sistema produce una activación de la corteza cerebral, y por ello hace que el animal despierte inmediatamente.

Por la aplicación de estímulos eléctricos a las distintas porciones del SARA se demostró que la porción mesencefálica de este sistema presenta funciones muy diferentes a la porción talámica.

La estimulación eléctrica de la porción mesencefálica del SARA se acompaña de la activación generalizada de todo el cerebro, interesando a la corteza, núcleos talámicos, ganglios basales, el hipotálamo y otras partes del tallo cerebral e incluso de la médula espinal. Por lo tanto, se piensa que esta zona sea la responsable principal del estado de vigilia del cerebro.

Cuando un animal duerme, el SARA se encuentra casi totalmente inactivo. Sin embargo, cualquier tipo de señal sensitiva puede activarlo de inmediato, por ejemplo: los impulsos acústicos, olfatorios, visuales, etc. Este fenómeno se denomina "acción de despertar". Los impulsos pueden ser más o menos potentes para provocar esta acción de despertar. Citemos por ejemplo, que los más poderosos son los impulsos dolorosos y los de la sensibilidad propioceptiva.

La importancia de los estímulos somáticos para el despertar queda demostrada por el hecho de que destruyendo las vías sensitivas disminuye el estado de vigilia. Esta acción suprime los impulsos somáticos y, sin embargo, aún después de la misma, la estimulación eléctrica del SARA por encima del corte, puede despertar al animal.

De lo expuesto anteriormente se deduce que la estimulación del SARA aumenta considerablemente la actividad la actividad de la corteza cerebral y, a su vez, este aumento de la actividad de la corteza influye sobre el SARA. Así pues existe un control por retroalimentación positiva (RP) que ayuda a conservar al SARA, una vez excitado, en actividad creciente. Asimismo, la actividad de este sistema eleva el tono muscular de todo el cuerpo y acelera muchas funciones vegetativas del mismo. A su vez, estos efectos periféricos provocan la transmisión al SNC de una mayor cantidad de impulsos somáticos, los que poseen un poder despertador alto. Aquí encontramos un segundo control por RP.

El tercer control por RP proviene de la estimulación de los nervios simpáticos por el SARA, pues ello causa la liberación de adrenalina, la que ejerce un efecto directo sobre la porción mesencefálica del SARA, activándola aún más. Es así que basándose en estos circuitos de RP, es planteado que:
- Cuando el SARA es excitado, los impulsos de retroalimentación originados, tanto en la corteza como en la periferia, tenderán a

mantener la excitación de dicho sistema.
- Después de un período prolongado de vigilia muchas neuronas de los circuitos de retroalimentación, en particular aquellos del SARA mismo, se fatigarán gradualmente o perderán su excitabilidad por otras razones. En este momento comenzará a disminuir la activación, tanto cortical como periférica, produciéndose el sueño.
- Este aspecto de la teoría de las RP del sueño y la vigilia supone que después que el SARA ha permanecido inactivo cierto tiempo, las neuronas que participan en los procesos de retroalimentación recobran poco a poco su actividad normal. Sin embargo, solamente se producirá la vigilia cuando alguna señal despertadora inicie la actividad del SARA.
- Cuando se haya producido dicho estímulo, estos circuitos echarán a andar de inmediato y el sujeto pasa del estado de sueño al de vigilia.

Importancia del ciclo vigilia-sueño
El ciclo-vigilia sueño es un indicador importante del sistema de los relojes biológicos. Durante la fase de vigilia el animal, al mantener la relación con el medio, desarrolla todas las acciones de alimentación, defensa y reproducción. El sueño se convierte en una actividad vital para los vertebrados superiores ya que es necesario para la conservación de la energía o la recuperación de la pérdida de la misma durante los periodos de actividad o de vigilia, además

durante el sueño tienen lugar los procesos de recarga y regeneración de la mayoría de los órganos, especialmente los del sistema nervioso central cuyo periodo de actividad es menor mientras dura el sueño.

El mal funcionamiento de este ciclo podría acarrear infinidad de problemas para el organismo y el individuo, este ciclo está relacionado con el control de los ritmos biológicos circadianos y, por tanto, con todas las acciones que durante la vigilia desarrollan los animales (alimentación, defensa y reproducción). Cuando se perturba este ciclo el individuo puede hacer transiciones rápidas del sueño a la vigilia y viceversa, interrumpiéndose continuamente el descanso o llegar al insomnio.

La vigilia posee diversas características que le son propias, entre las que se encuentran: la actividad psíquica consciente que continuamente nos acompaña; la ejecución de movimientos que actuarán sobre el ambiente organizando la vida de relación. Como en los animales no hay conciencia dado el poco desarrollo del nivel encefálico alto, pues lo que hablamos de una actividad voluntaria.

El nivel de vigilia del individuo es fundamental para dar la respuesta de conducta adecuada en función al estímulo que la desencadena. Los animales aún dormidos pueden responder a estímulos ambientales o de leve intensidad, para ello necesitan que el SNC esté activado para captar los estímulos procedentes del exterior, es decir, el animal tiene que estar en estado de vigilia para que sean efectivos. Esto les permite responder a estímulos exógenos del medio ambiente (sobrevivir a depredadores, situaciones ambientales de peligro) o endógenos de necesidades propias de su fisiologismo.

El ciclo vigilia sueño es muy importante para el organismo tanto del hombre como los animales. El descanso se considera una táctica para la organización temporal y la autoconservación. La interacción entre el descanso y el sueño puede tener su origen en la necesidad de minimizar el peligro ante los predadores cuando el comportamiento activo no es necesario, ya que un animal inmóvil y en cierto modo escondido es más difícil de detectar. Al mismo tiempo el descanso y mucho más su combinación con el sueño se relacionan con la conservación de la energía o la recuperación de esta pérdida durante los períodos de actividad.

Se piensa que el sueño esta provocado por un proceso inhibidor activo. Una de las teorías del sueño se basa en que las áreas excitadoras de la parte superior del tronco encefálico acaban cansadas después de todo un día despierto y por efecto quedan inactivas, esta propuesta recibió el nombre de teoría pasiva del sueño, Un importante experimento reveló que la sección transversal del tronco encefálico a una altura media de la protuberancia da lugar a un encéfalo cuya corteza nunca dormirá.

El sueño tiene grandes funciones importantes ya que mediante diversos estudios se ha demostrado que la privación de este durante unos días puede llevar al deterioro el rendimiento físico y cognitivo, demostrado en experimentos en el cual un sujeto fue privado del sueño durante varias semanas llegó a causarle la muerte.

El sueño produce dos tipos de acciones fisiológicas, como son efectos sobre el sistema nervioso y sobre otros sistemas funcionales del cuerpo. Al parecer las consecuencias sobre el sistema nervioso son las más importantes, la vigilia alargada suele asociarse a una alteración de los procesos mentales y dar lugar a comportamientos anormales.

El sueño repone por diversas vías los niveles de actividad cerebral como la madurez nerviosa, facilidad en aprendizaje, conservación de energía. En el sueño se desarrolla la táctica de auto conservación, conservación de energía o recuperar la perdida. La circulación del líquido cefalorraquídeo aumenta durante el sueño y con ello los procesos de autorregulación y desintoxicación cerebral tienen lugar de manera óptima. En los primeros años de vida, el sueño permite aumentar la densidad de conexiones sinápticas, la dendrificación y alternar el patrón de los neurotransmisores, todo lo cual se relaciona directamente con un mejor neurodesarrollo.

Podemos llegar a la conclusión de que el sueño tiene como valor fundamentar restablecer los equilibrios naturales entre los centros neuronales convirtiéndose en una necesidad fisiológica fundamental.

BIBLIOGRAFÍA CONSULTADA

Albright, T.D., Jessell, T.M., Kandell, E.R., Posner, M.I.: Progress in the neural Sciences in the century after Cajal (and the mysteries that remain). Ann N Y Acad Sci 929:11, 2001

Álvarez, A., Fernández, O. Handbook of Physiology of Domestic Animals. Vet. Med. Faculty. Addis Abeba University. Ethiopia. 1981

Álvarez, C.A., Pérez, H., Quincosa, J., De la Cruz, T. Pompa, A., Torres., E. Fisiología Animal Básica. Ed. Félix Varela, La Habana. 2009

Andresen, M.C., Doyle, M.W., Jin, Y.H., Bailey, T.W.: Cellular mechanisms of baroreceptor integration at the nucleus tractus solitarius. Ann NY Acad Sci. 940:132, 2001

Barmack, N.H.: Central vestibular system: vestibular nuclei and posterior cerebellum. Brain Res Bull 60:511, 2003

Boehning, D., Snyder, S.H.: Novel neural modulators. Annu Rev Neurosci 26:105, 2003

Boyle, R.: Vestibulospinal control of reflex and voluntary head movement. Ann N Y Acad Sci 942:364, 2001

Campbell, N.A. Biology. 4th. edit. Benjamin/Cummings Publish. California. USA. 1996.

Castejón, F., Fraile, A., Ponz, F. Fundamentos de Fisiología Animal. Edit. EUNSA. Pamplona. España. 1979

Chang, H.Y., Mashimo, H, Goyal, R. K.: Musings on the wanderer: what's new in our understanding of vago-vagal reflex? IV. Current concepts of vagal efferent projections to the gut. Am J Physiol Gasçtrointest Liver Physiol 284:G357, 2003

Chen, H.H., Hippenmeyer, S., Arber, S., Frank, E.: Development of the monosynaptic stretch reflex circuit. Curr Opin Neurobiol 13:96, 2003

Cullen, K. E., Roy, J. E.: Signal processing in the vestibular system during active versus passive head movements. J Neurophysiol 91:1919, 2004

Cuningham, J.G. Fisiología Veterinaria. 2da. Ed. Interamericana. McGraw-Hill. México DF.1994

Dampney, R.A., Iloriuchi, J., Tagawa, T., et al: Medullary and supramedullary mechanisms regulating sympathetic vasomotor tone. Acta Physiol Scand 177:209, 2003

Denton, D.A., McKinley, M.J., Weisinger, R..S: Hypothalamic integration o f body fluid regulation. Proc Natl Acad Sci USA 93:7397, 1996

Dukes, H.H. Physiology of Domestic Animals.11th. Ed. Cornell University Press. Ithaca. London. 1993

Enciclopedia Encarta Estudiantil. Microsoft. 2009

Ganong, W.F. Review of medical physiology. Lange Medical Publications. California.1975

García-Sacristan, A. Fisiología Veterinaria. Edit. Interamericana-McGraw-Hill. Madrid. España. 1995

Garwicz, M., Ekerot, C-F., Jorntell, H.: Organizational principles of cerebellar neuronal circuitry. News Physiol Sei 13:26, 1998

Garwicz, M.: Spinal reflexes provide motor error signals to cerebellar modules - relevance for motor coordination. Brain Res Brain Res Rev 40:152, 2002

Garwicz, M.: Spinal reflexes provide motor error signals to cerebellar modules - relevance for motor coordination. Brain Res Brain Res Rev 40:152, 2002

Girault, J.A., Greengard, P.: The neurobiology of dopamine signaling. Arch Neurol 61:641, 2004

Glover, J.C.: Development of specific connectivity between premotor neurons and motoneurons in the brain stem and spinal cord. Physiol Rev 80:615, 2000

Goldstein, D.S.: Catecholamines and stress. Endocr Regul 37:69, 2003

González, E. Álvarez, A., Torrens, S. Manual de Fisiología animal. Ed. Inst.

Polit. Nacional. México.1998.

González, E., Álvarez, A. Compendio de Fisiología. Ed. Félix Varela. La Habana.1993.

Guyton, A.C., Hall, J.E. Textbook of Medical Physiology. Ed.11th. Elsevier Saunders. Philadelphia. Pennsylvania. EE UU. 2017

Haines, D.E., Lancon, J.A.: Review of Neuroscience. New York: Churchill Livingstone, 2003

Haines, D.E.: Fundamental Neuroscience. New York: Churchill Livingstone, 1997

Jankowska, E., Hammar, I.: Spinal intemeurons: how can studies in animals contribute to the understanding of spinal intemeuronal systems in man? Brain Res Brain Res Rev 40:19, 2002

Jankowska, E.: Spinal intemeuronal systems: identification, multifunctional character and reconfigurations in mammals. J Physiol 533:31, 2001

Joels, M., Verkuyl, J.M., Van Riel, E.: Hippocampal and hypothalamic function after chronic stress. Ann N Y Acad Sci 1007:367, 2003

Kolb, E. Fisiología Veterinaria. Edit. Acribia. Zaragoza. Vol I y II. España. 1975

Langley, L.L. Elementos de Fisiología. Editorial Acribia. Zaragoza. España. 1973

Lohmeier, T.E.: The sympathetic nervous system and long-term blood pressure regulation. Am J Hypertens 14:147S, 2001

Magee, J.C.: Dendritic integration of excitatory synaptic input. Nat Rev Neurosci 1:181. 2000

Marder, E., Prinz, A.A.: Current compensation in neuronal homeostasis. Neuron 37:2, 2003

McLachlan, E.M.: Transmission of signals through sympathetic ganglia modulation, integration or simply distribution? Acta Physiol Scand 177:227, 2003

Merck. The Merck Veterinary Manual. Ed. 8th. edit. Nat. Publish. Inc. Philadelphia. USA. 1998

Migliore, M., Shepherd, G.M.: Emerging rules for the distributions of active dendritic conductances. Nat Rev Neurosci 3:362, 2002.

Muller, D., Nikonenko, I.: Dynamic presynaptic varicosities: a role in activity-dependent synaptogenesis. Trends Neurosci 26:573, 2003

Nicholls, D.G., Budd, S.L.: Mitochondria and neuronal survival. Physiol Rev 80:315, 2000

Nimchinsky, E.A., Sabatin, B.E., Svoboda, K.: Structure and function of dendritic spines. Annu Rev Physiol 64:313, 2002

Perez-Reyes, E.: Molecular physiology of low-voltage-activated T-type calcium channels. Physiol Rev 83:117, 2003

Poliak, S., Peles, E.: The local differentiation of myelinated axons at nodes of Ranvier. Nat Rev Neurosci 12:968, 2003

Pollard, T.D., Earnshaw WC: Cell Biology. Philadelphia: Elsevier Science, 2002

Rekling, J.C., Funk, G.D., Bayliss, D.A., et al: Synaptic control of motoneuronal excitability. Physiol Rev 80:767. 2000

Ruckebusch, Y., Phaneuf, L.P., Dunlop, R. Fisiología de Pequeñas y Grandes Especies. Edit. Mundo Moderno. México. 1994

Ruff, R.L.: Neurophysiology of the neuromuscular junction: over-view. Ann N Y Acad Sci 998:1, 2003

Saper, C.B.: The central autonomic nervous system: conscious visceral perception and autonomic pattern generation. Annu Rev Neurosci 25:433, 2002

Semyanov, A., Walker, M.C., Kullmann, D.M., Silver, R. A.: Tonically active GABA A receptors: modulating gain and maintaining the tone. Trends Neurosci 27:262, 2004

Van der Kloot, W., Molgo, J.: Quantal acetylcholine release at the vertebrate neuromuscular junction. Physiol Rev 74:899, 1994

Williams, S.R., Stuart, G.J.: Role of dendritic synapse location in the control of action potential output. Trends Neurosci 26:147, 2003

WO, Rahn II (eds): Handbook of Physiology. Sec 3, Vol 1. Baltimore: Williams & Wilkins, 1964

Xu-Friedman, M.A., Regehr WG: Structural contributions to short-term synaptic plasticity. Physiol Rev 84:69. 2004

Zucker, R.S., Regehr, W.G.: Short-term synaptic plasticity. Annu Rev Physiol 64:355, 2002

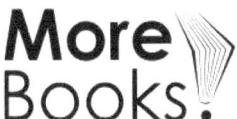
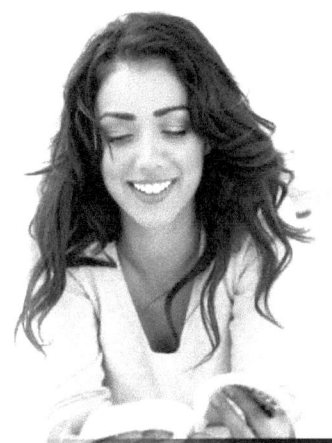

I want morebooks!

Buy your books fast and straightforward online - at one of world's fastest growing online book stores! Environmentally sound due to Print-on-Demand technologies.

Buy your books online at
www.morebooks.shop

¡Compre sus libros rápido y directo en internet, en una de las librerías en línea con mayor crecimiento en el mundo! Producción que protege el medio ambiente a través de las tecnologías de impresión bajo demanda.

Compre sus libros online en
www.morebooks.shop

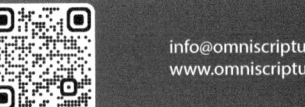
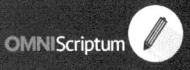

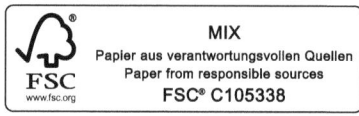

Printed by Books on Demand GmbH, Norderstedt / Germany